实用中医技术与疗法丛书

总主编◎苏惠萍 倪磊

直肠给药疗法

主 编◎朱 立 孙慧怡

中国健康传媒集团
中国医药科技出版社

内 容 提 要

直肠给药疗法治疗经验多散见于各种古籍及现代医学杂志中，如珍珠散落，为了使广大医务人员更好地掌握该项技术，把握适应证，选择最适宜的治疗方法以服务于临床，造福于人民，本书对直肠给药疗法从基础理论、基本技法和临床运用三方面进行了系统的整理，由于灌肠疗法组方灵活、制作简便，易于掌握，本书重点介绍灌肠疗法在临床实践中的应用。本书实用性强，可供临床医师、在校学生、中医爱好者参考使用。

图书在版编目（CIP）数据

直肠给药疗法 / 朱立，孙慧怡主编 . —北京：中国医药科技出版社，2024.1

（实用中医技术与疗法丛书）

ISBN 978-7-5214-3357-9

Ⅰ.①直… Ⅱ.①朱… ②孙… Ⅲ.①灌肠疗法 Ⅳ.① R452

中国版本图书馆 CIP 数据核字（2022）第 153347 号

美术编辑 陈君杞
版式设计 南博文化

出版 **中国健康传媒集团** | 中国医药科技出版社
地址 北京市海淀区文慧园北路甲 22 号
邮编 100082
电话 发行：010-62227427 邮购：010-62236938
网址 www.cmstp.com
规格 710×1000mm $\frac{1}{16}$
印张 10 $\frac{1}{2}$
字数 201 千字
版次 2024 年 1 月第 1 版
印次 2024 年 1 月第 1 次印刷
印刷 河北环京美印刷有限公司
经销 全国各地新华书店
书号 ISBN 978-7-5214-3357-9
定价 **36.00 元**

获取新书信息、投稿、为图书纠错，请扫码联系我们。

丛书编委会

总主编　苏惠萍　倪　磊

副主编　施　怡　李　雁　杨博华

编　委（按姓氏笔画排序）

边朝辉　朱　立　刘乃刚

刘克勤　孙慧怡　张　昶

陈幼楠　林欣潮　赵铁葆

郭　华　嵇　冰

　　实用中医技术与疗法通常是指安全有效、成本低廉、简便易学的中医药技术。人类从出现开始，就在不断和疾病抗衡，寻找和探索战胜疾病的方法和手段。我国的中医学承载着中国古代人民同疾病作斗争的实践经验，无论是神农尝百草，还是砭石疗法、针灸罐疗，都充分体现着古代先贤在维护健康、战胜疾病过程中的不懈努力和探索精神。长沙马王堆汉墓出土的《五十二病方》记载的有敷药、药浴、熏蒸、按摩、熨、砭、灸等外治法术，以及《黄帝内经》等古代经典著作中不断发展完善的针灸、按摩、刮痧、熨贴、敷药、膏方、药酒等中医药疗法，均为后世的实用中医技术与疗法奠定了扎实的理论和实践基础。

　　实用中医技术与疗法是中医药学的重要组成部分，包括中医理论指导下的多种防病治病的特色手段及方法，突出中医学简便效廉的特点，以患者依从性高、疗效好的中医外治疗法或非药物疗法为主，同时包括患者易于接受、安全有效的内服中药特色剂型等，内容丰富，适宜于各级医疗机构及健康保健机构推广应用。

　　本套丛书定位于中医药实用技术临床应用的推广及普及，以满足相关医疗机构及中医药工作者不断提升医疗服务水平、快速拓展业务范围，以及提升业务能力的学习需求。本丛书注重实用性、专业性及可读性，编写组在前期工作中，首先进行了较深入的调研，优选出相对应用广泛、技术成熟、大众容易接受、易于推广的临床实用技术。本丛书包括《内服膏方疗法》《外用膏方疗法》《穴位贴敷疗法》《外洗湿敷疗法》《中药茶饮疗法》《耳穴诊疗法》《小儿推拿疗法》《常见疼痛的诊断与针刀治疗》《摸骨正脊术》《直肠给药疗法》。本丛书既可作为指导中医药工作者临床实践的常备书籍，也可作为业务培训老师的参考教材，有着广泛的应用范围。

本丛书由北京中医药大学东直门医院苏惠萍教授、倪磊教授组织编写及审定，各分册主编均为各专业领域具有一定影响力的专家学者。在编写过程中，为使本丛书充分体现传承与创新、理论与实践的有机结合，大家反复推敲，修改完善，力求达到应有的水平。在此衷心感谢编写组的每一位成员艰辛的努力和付出。也希望这部丛书的出版，能为中医药事业的发展及中医药技术的推广应用做出积极的贡献。

由于编写时间较为仓促，书中难免存在不足之处，我们真诚希望广大读者在使用过程中多提宝贵意见和建议，以便今后修订完善。

丛书编委会

2023年11月

直肠给药疗法起源于汉代的导法，最初主要治疗大便不通症状，用药途径主要包括药液灌肠和固体栓剂纳肛两种方式。后世医家在医疗实践中不断突破，将这一治疗手段应用于内科、外科、妇科等多种疾病中，由于该疗法更接近病位，药力直达，效如桴鼓，且经结肠黏膜吸收，不伤脾胃，安全性高，成为临床治疗疾病的重要手段之一。

但是关于此疗法的治疗经验多散见于各种古籍及现代医学杂志中，如珍珠散落，为了使广大医务人员更好地掌握该项技术，把握适应证，选择最适宜的治疗方法以服务于临床，造福于人民，我们对直肠给药疗法从基础理论、基本技法和临床运用三方面进行了系统的整理，由于灌肠疗法组方灵活、制作简便，易于掌握，本书重点介绍灌肠疗法在临床实践中的应用。该书实用性强，希望能够对临床医生有所裨益。

参与编写的作者均为临床一线医生，有多年的实践经验，对该疗法均颇有心得，但由于水平所限，难免有欠妥之处，尚望广大读者给予批评和指正。

编　者

2023年11月

上篇　基础篇

中篇　技法篇

下篇 临床篇

上篇　基础篇

第一章　历史源流

灌肠疗法又称导法，是将灌肠管从肛门插入直肠、结肠内，灌入药液（中草药煎剂或中成药液体制剂等）；或将药物制成适宜形状的固体经肛门塞入直肠并留置于肠腔以治疗疾病的外治方法。灌肠疗法的历史源远流长，是中医诊疗手段中特色治疗方法之一。灌肠疗法在我国历代医学著作中多有论述。

一、灌肠疗法的形成期

先秦两汉时期，人们对肛肠生理已经有了初步的认识。对人体生理的了解是认识疾病、治疗疾病的基础，也是治疗法建立的前提。春秋战国时期是中国文化轴心时期，对后世影响深远的文化经典大多出自此时期，医药的发展也不例外。《黄帝内经》中已经有了对肛门直肠解剖、生理等理论的论述，"大肠者，传道之官，变化出焉"，"魄门亦为五脏使，水谷不得久藏。"形象地说出了大肠、肛门的生理作用，这为灌肠疗法的出现提供了理论基础。

灌肠疗法的首次论述出现在我国东汉时期。作为目前现存最早记载灌肠疗法的医书，张仲景所著的《伤寒杂病论》中详细介绍了灌肠疗法的方药组成、制作方法，并明确指出灌肠疗法适宜的疾病："阳明病，自汗出。若发汗，小便自利者，此为津液内竭，虽鞕，不可攻之。当须自欲大便，宜蜜煎导而通之。若土瓜根及大猪胆汁，皆可为导。"指出阳明病导致的大便多日不解，肠腑积热的证候，可以使用蜜煎栓剂、土瓜根汁或猪胆汁从肛门塞入、灌入直肠的方法治疗。这一记载说明在当时灌肠疗法就出现了液体注入和固体注入两种直肠给药的方式，即如今的药液灌肠给药及栓剂两种治疗手段。《伤寒杂病论》也详细介绍了灌肠疗法的方药制作及使用方法："大猪胆一枚，泻汁，和陈醋少许，以灌谷道内，如一食顷，当大便，出宿食恶物甚效。""以小竹管……内入谷道中"，谷道即肛门。此书中也详细记载了肛门栓剂的制备方法"上一味，于铜器内，微火煎，当须凝如饴状，搅之勿令焦著，欲可丸，并手捻作挺，令头锐，大如指，长二寸许，当热时急作，冷则硬，以纳谷道中"。《伤寒杂病论》中的灌肠疗法丰富了中医诊治技术的形式，开创了新的纪元，后世众多灌肠疗法的记载多沿用此方。

二、灌肠疗法的发展期

魏晋时期外科治疗方法的记载更加详实、丰富。葛洪的《肘后备急方》中首次出现了使用器械灌肠的记载："治大便不通，土瓜根捣汁。筒吹入肛门中，取通。""又方，以猪胆沥内下部中，以绵深导内塞之"，借助筒灌肠，使用绵进行栓剂治疗，针对灌肠不畅的情况可以吹气助力以使药物顺利进入直肠。此外，《小品方·小便不通及关格方》中说："取生土根，捣取汁，以少水解之于筒中，吹纳下部即通，秘方"，介绍了使用土瓜根导汁灌肠治疗关格小便不通的方法，此外还有肛门栓剂治疗中蛊毒的记载："以绵裹一大豆许，内下部中，日二三，愈"。《集验方》中使用栓剂治疗腹热大便难及大便不通的证候，"白蜜三升，于微火上煎之，使如强饴，以投冷水中，须臾当凝出丸，丸如手指大，长六寸、七寸，内谷道中，即得通"。书中使用灌肠疗法治疗寒疝腹痛是对灌肠疗法的创新："右二味，和暖灌下部，少间即下脓，日一度，再灌之，即止"。以上记载说明在魏晋南北朝时期，灌肠疗法已经不局限在治疗大便不通的证候，扩展了灌肠疗法的应用范围。

三、灌肠疗法的鼎盛期

隋唐以前医术中记载的灌肠疗法大多治疗肠腑疾病，其中以大便不通为多，肛门生疮次之。隋唐以后，随着医学理论的发展、生产技术的繁荣、灌肠疗法的使用器械、灌肠药物、适应证均有所突破。

在印刷术发明前，刻在龙门石窟的《龙门药方》对当时医药知识的研究作出了重要贡献，在《龙门药方》中能够发现灌肠疗法的记载。其药液灌肠仍与《伤寒杂病论》中的记录相同，借苇筒将猪胆汁灌入直肠中以治疗大便不通。栓剂的使用与前人有所不同："楸叶三升，水三升，煮三十沸，去渣，丸如小枣，以竹筒纳下部，立愈"，使用肛门栓剂治疗上气咳嗽腹痛，这是使用灌肠疗法治疗肺系疾病的首次记载，以上病下治，肺与大肠相表里的理论为支撑，突破了灌肠疗法的使用局限性。

唐朝时期成书的《备急千金要方》收集前人的经验，在"脾脏方·秘涩第六"中介绍了吹、射、灌三种灌肠疗法，总结灌肠疗法的适应证。散剂借助竹筒吹入，丸剂放入竹筒后用人力推射入，药液使用竹筒灌入。书中记载的灌肠药物除前人提到的猪胆汁、白蜜外，增加了羊胆汁、椒豉汤等新药液："猪羊胆不拘，以筒灌三合许，令深入即出矣。不尽须臾更灌。""椒豉汤五升，加猪膏三合灌之佳"。《经效产宝》中使用蜜煎如拇指大，栓于肛门直肠以治疗妇女产后大便不通的记载，说明蜜煎导栓剂适宜孕妇胎产使用，说明了肛门栓剂的和缓与安全性。经历史考证，敦煌古医籍医学资料大部分为南北朝以后至五代时期的著作，其中绝大部分为唐朝书写而成。考证其中对于肛门栓剂及灌肠剂的记录可以发现，唐代灌肠在用具方面有所改善，出现了使用羊皮制成的囊袋，借助竹管导引的新用具。

《医心方》为日本丹波康赖编写，但内容来自我国唐朝及唐以前的医籍。书记载了使用麝香、丁子香、甘草、犀角研末成粉以水煮成药液灌肠治疗疳湿的方法。《四部医典》集成了我国藏医药的理论与实践经验，其中对灌肠疗法的体位、操作过程有详细的论述：灌肠时，患者俯卧于床，臀部抬高，肛门涂以润滑油脂。先将灌肠器中空气排尽，然后将导管插入肛门深约3~4指左右，频频挤压灌肠器，只剩少许为止，拔出导管，用手揉搓腹部，如有泻意，尽量忍耐，待不能忍耐时，排泄数次，然后提起患者两足，摇动身体，拍击足心，促使继续泄泻。《四部医典》中灌肠疗法目的是治疗腹部以下的疾病，使病邪随粪便排出。唐代是我国发展鼎盛时期，文化交流繁荣，灌肠剂发展至此有了不小的突破。唐朝医籍中对灌肠疗法多有记录，说明灌肠疗法的使用在当时已较为普遍，且流传范围广泛。

四、灌肠疗法的总结期

元代成书的《世医得效方》使用蜜煎导栓剂结合猪胆汁的蜜兑法治疗大便不通："蜜三合入猪胆汁2枚在内，煎如饴，以井水出冷，候凝，捻如指长3寸许，纳下部立通"。明清时期主要是经验总结时期，医家对前人灌肠疗法的经验进行总结梳理，灌肠疗法完备的理论体系也随之形成。《证治准绳》总结了灌肠疗法的适应证候，"凡诸秘服药不通或虚人畏服利药者用蜜煎导"，"冷秘用酱生姜导"、"热者猪胆汁导"，针对不同证候需要用不同药物进行灌肠。《本草纲目》记载了多种能够用于灌肠的药物如：猪胆汁、白蜜、姜汁、酽醋等，认为上述药物灌肠分别有促进排便、治疗肛门生疮的作用。《医宗金鉴》指出灌肠疗法适用于大便不通，燥屎互结接近直肠难出肛门的情况"燥屎已至直肠难出肛门之时，则用蜜煎润窍滋燥导而利之，土瓜根宣气通燥，或猪胆汁清热润燥，皆可为引导法"。《医学正传》中记载虞抟之姪便秘日久，使用大承气汤等峻泻药无效，最后使用香油灌肠大便即下，说明了灌肠疗法的特殊价值。

五、灌肠疗法在西方的发展

灌肠疗法不仅在祖国医学中有丰富的历史，在西方医学史中也有详尽的记载。历史考证发现，早在公元前1500年，古希腊人及古埃及人已经开始使用灌肠的方法进行营养支持，至公元前5世纪至公元前4世纪，古希腊人已经开始使用灌肠疗法治疗发热等多种疾病。随着人体解剖学科的发展，灌肠疗法广泛为大家所接受。17世纪，灌肠疗法盛行，人们认为灌肠法能够清除体内的污秽，是一种保健方式，一天要做3~4次灌肠。随着科学技术的发展，西方灌肠器械在18世纪有了很大提升，人们开始借助重力或注射泵将药液灌入直肠、结肠。至19世纪末，因为橡胶产业的繁荣，灌肠器械进一步改良。

　　灌肠疗法发展至今，现代临床的使用中结合现代科技发明了电脑灌肠仪、大肠水疗仪、结肠灌注机等仪器，达到精准医疗的作用，提升了灌肠疗法的疗效。与此同时，灌肠使用的剂型也有所发展，临床常用的有栓剂、乳剂、凝胶剂、泡沫气雾剂、直肠用胶囊及灌肠液剂等多种形式。中医药在灌肠疗法中的应用独具特色，随着现代医学的发展，中药煎剂或丸剂、散剂的水溶剂均可应用于灌肠疗法中，逐步扩大了灌肠疗法的应用范围。

第二章 理论基础

一、理论依据

灌肠疗法的科学性、实用性及可靠性已经在临床使用中得到证实，灌肠疗法的中、西医理论基础也随着研究的深入更加明晰。

（一）灌肠疗法的中医理论依据

古代医书对灌肠疗法的记载中，多数只提到将药物纳入"下部"、"谷道"，没有明确提及灌入的深度及作用器官。通过考究古代栓剂长度及灌肠操作可知，肛门栓剂的作用部位主要在直肠，药液灌肠法的主要吸收部位也在直肠。中医灌肠疗法的理论建立在大肠生理功能、五行学说、经络学说与辨证论治的体系之上。

1. 中医学中的大肠解剖与生理

中医学中大肠为六腑之一，与脾、胃、小肠、膀胱、三焦共为仓廪之本。历代医家对大肠生理功能有较统一的观点，认为它能排泄食物糟粕，是传化之府。《素问·灵兰秘典论》有言："大肠者，传道之官，变化出焉"，"传道"即接上传下，"变化"即变化糟粕为粪便。《灵枢·经脉》篇记载："大肠……是主津液所生病者"，《东垣十书》论述："大肠庚金也，主津，本性燥清，肃杀之气，本位主收，其所以司行津液"。大肠上连小肠，它的生理功能为接收小肠泌别清浊后剩下的饮食糟粕，再次吸收其中的水液部分，形成粪便，经肛门排出体外。中医理论认为，大肠与肺相表里。《灵枢·本输》认为"肺合大肠，大肠者，传道之府"，《灵枢·经脉》记载手太阴肺经"下络大肠"，手阳明大肠经"下入缺盆，络肺"，肺与大肠依靠经络联系密切。

2. 灌肠疗法的局部治疗依据

通过阅读历代医书不难发现，灌肠疗法最初主要应用于各种大便不通的证候中。这一应用主要是依据"六腑以通为顺"的理论。《素问·五藏别论》中明确指出："六腑者，传化物而不藏，故实而不能满也"，水谷不能在体内久留，否则就会产生诸多疾病。大肠的生理功能就是定期排泄粪便，从而保证机体各项生理活动的完成。进行灌肠疗法的药物可以直接作用于大肠，发挥通腑祛邪的药效，不仅可以促进大肠排泄饮食糟粕，也能通过排便这项生理活动加快有毒物质从肠道排出，从而达到治疗疾病的目的。灌肠用药使得具有泻下作用的药物直接与大肠接触，局部用药浓度大大提升，发挥其或攻下、或润下的作用，帮助粪便的排出，不仅可以消除积滞，还能够引邪外出，解毒泄热，起到治疗疾病的作用。较口服药疗效发挥更快、效果更好。周倩妹等人使用Meta分析的方法录入了符合纳入标准的1137例便秘患者，发现中药灌肠治疗便秘的效果优于口服药与开塞露等方式。现代药理研究发现，灌肠药物能够直接作用于大肠，促进肠道蠕动，调节胃肠道消化能力，改善便秘等肠道疾病的情况。

3. 灌肠疗法的全身治疗依据

在中医理论中，人体是一个整体，无论是气血津液之间还是五脏六腑之间在生理上联系密切，在病理上互相影响。大肠作为六腑之一，可以通过四通八达的经络与其余脏腑联系，达成生理上的相互协调、相互依赖的关系。大肠传导功能失常，可以引起全身其他脏腑的病变；其他部位的疾病也能在大肠表现出部分症状。因此，灌肠疗法的药物效果不止局限在大肠，还能产生上病下治、表里同治的效果。

大肠能够吸收小肠所传饮食糟粕中的津液，故大肠有病，则津液吸收失调，而津液输布于人体各处，牵一发而动全身，导致各种疾病的发生。调节大肠的生理功能，能使津液输布恢复正常。中医理论中有三焦的概念，大肠与肾、膀胱、小肠同居于下焦，具有排泄糟粕的共同作用，即《素问》中所言"下焦如渎"，说明这些脏腑联系密切，有功能上的统一性。灌肠法能使药物通过大肠直达上述病位，发挥局部治疗作用，药效迅速。在五脏六腑中，大肠与肺联系最为密切。肺与大肠有表里配属关系，二者在生理、病理上息息相关。而经大肠吸收的药物也能通过表里配属、经络联系上输于肺，发挥作用，这是灌肠疗法治疗肺系疾病的理论依据。肺为五脏六腑之华盖，"肺朝百脉"、"散布宗气"，通过肺宣发肃降的功能，可以将药物布达五脏六腑、皮肉四肢，达到全身治疗作用。崔现军等人使用扶正抗毒液灌肠治疗44例婴幼儿病毒性肺炎患者，发现退热效果、平喘止咳时间、肺部啰音消失时间等方面均优于静脉点滴注射液治疗的对照组。

大肠在灌肠疗法中吸收的药物可以通过脏腑功能病理的联系、经络联系及调节气血津液的联系使药效输布全身，达到治疗疾病的目的。

4. 灌肠疗法的用药依据

灌肠疗法的用药仍旧遵循辨证论治的原则与中药配伍的方法，针对不同症状辨证、立法、组方、用药，使用不同的药物灌肠治疗不同证型的疾病。灌肠疗法虽属于外治法，但吴尚先曾在《理瀹骈文》中说"外治之理即内治之理，外治之药，即内治之药，医理药理无二"。在中医理论中，无论是内服还是外用药物，最终都会通过"皮毛"吸收，"通经走络"达到病位所在，所以都遵循辨证论治的原则，随症加减，灵活用药。外治法较内治法"不走迂途，直而能致"，见效更快。同样治疗便秘，丁扣珍等人辨证使用益气健脾方水煎剂灌肠，李金海使用大柴胡汤加减水煎剂内服加灌肠治疗，均取得明显疗效。

（二）灌肠疗法的现代医学原理

随着医学理论与科学技术的发展，灌肠疗法技术有了突飞猛进的进步，如今，临床灌肠疗法主要包括直肠给药与栓剂，前者药物吸收部位在直肠、结肠，后者药物吸收部位主要在直肠。通过灌肠疗法吸收的药物不仅能够直接作用于直肠、肛门的病灶，还能增加盆腔器官的药物浓度，甚至通过循环系统到达肺脏、脑部等远端器官。随着对直肠解剖学、组织学研究的日益深入，灌肠疗法的理论基础日益透彻。

1. 肛肠解剖与生理

（1）直肠位于盆腔内，是消化道的末段，上接乙状结肠，下连肛管。成人直肠约12~15cm。直肠两头窄小，中间较宽，为直肠壶腹部。直肠壶腹部内面有2~3个半月形黏膜皱襞为直肠横襞，具有支持粪便的功能。结肠介于盲肠与直肠之间，按照所在位置和形态，分为升结肠、横结肠、降结肠及乙状结肠，长120~200cm。结肠有三条纵行平滑肌形成的结肠带。肠壁上有许多横沟隔开而成的环形囊状突起，称结肠袋。

（2）大肠主要功能是消化吸收、传输储存。大肠是消化管末段器官，肠黏膜能吸收水分、维生素、无机盐等物质，将食物残渣处理为粪便，并依靠肠腔的运动将其排出体外。生理状态下，大肠每日从内容物中吸收水1300ml，钠离子200mmol、氯离子150mmol。大肠各部分吸收能力不一样，吸收能力最强的是升结肠，其次为横结肠、降结肠、直肠。结肠、直肠不产生消化酶，没有消化作用，但肠腔内细菌具有一定的消化能力。大肠的排便功能较为复杂。食物引起结肠反射，大肠（主要为结肠）进行分节推进运动与袋装往返运动，肠内容物得到充分混合；大肠的集团蠕动开始于横结肠，使结肠内容物迅速向肛门推进。粪便被推至直肠时，刺激肠壁内机械感受器，产生便意及排便反射，肛门外括约肌舒张，粪便即可排出体外。

2. 灌肠疗法的药物吸收理论

大肠能够吸收水液及部分维生素等营养物质的发现，明确了大肠的吸收功能，也是药物能够通过灌肠疗法起效的理论基础。现代医学对灌肠疗法的药物吸收、传输过程有了较为明确的认识。直肠肠壁相当于一层具有选择吸收作用的半透膜。结肠、直肠壁均由黏膜层、黏膜下层、肌层和外膜4层组成。直肠黏膜为特殊的环状结构，无绒毛，较结肠褶皱少，黏膜上皮层由柱状细胞与大量杯状细胞组成，固有层内含有稠密的大肠腺，直肠的组织学结构有利于药物的吸收。

灌肠疗法对所用药液的pH要求不高。肠道内液体pH约为6.8~7.3，酸碱度属于中性，所以缓冲能力较差，粪便排空后再予以灌肠，肠道内pH随灌肠液的酸碱度变化，灌肠液能够保持原有酸碱度。根据药物代谢动力学理论可知，酸性药物在pH较低的环境中，碱性药物在pH较高环境中，均能保证最大的吸收利用度。直肠肠腔对药液pH影响较小的特点不仅能够精确控制药物吸收的有效的浓度，也促进了灌肠药物的吸收。直肠在pH3~10的范围内均能耐受，所以适用的药物pH范围较大，灌肠疗法能够使用的药物较多。

灌肠疗法的用药选择也有一定的局限性。虽然直肠具有吸收功能，但只能吸收水、无机盐及部分维生素，已经不具备重要的消化功能。实验研究发现直肠主要以被动转运的方式吸收药物。药物经细胞转运或细胞旁转运而吸收。现有实验皆不支持有载体参与转运吸收。除特殊的主动转运外，小分子物质较大分子物质更易吸收。所以大分子蛋白质、多糖类药物需要水解后灌肠才能保证被吸收。邓京振等人在中药汤剂动物直肠给药实验研究中，采取预先使用5%HCl调蒸馏水pH值为1，加盖煮沸蜈蚣、全蝎及水牛角粉等3味高蛋白质含量药物，再与其他药物共同煎煮的方法，使用酸水解蛋白质，促进蛋白质在直肠中的吸收。

3. 灌肠疗法的药物输送理论

直肠位于盆腔内，上接乙状结肠；后邻骶骨、尾骨；直肠前面，男性为前列腺、膀胱、精囊等器官，女性则毗邻阴道与子宫。直肠静脉有管壁薄、无瓣膜、静脉丛多的特点。直肠上部血液经直肠上静脉注入肠系膜下静脉，直肠下部血液经直肠下静脉注入髂内静脉，直肠静脉丛与骶前静脉丛也有直接吻合。盆腔各静脉间吻合丰富，连织成网，有利于血液回流，使得盆腔各器官间的联系更紧密。药物经直肠吸收后能在局部迅速扩散，直达病变部位，保证局部较高的药物浓度，改善了口服给药在盆腔器官的药物浓度较低的不足。王艳华对41例慢性盆腔炎患者在静脉滴注头孢西丁钠、口服盐酸多西环素片的对照基础上进行妇炎康胶囊保留灌肠治疗，发现灌肠治疗组治愈率与对照组差异有统计学意义，且实验发现灌肠组对患者血液流变学的改变显著，炎性因子等显著降低。刘雁等人遵循辨证论治的原则，使用红藤败酱汤加减方水煎灌肠治疗174例慢性前列腺炎总有效率可达86.2%，使用清淋露加减方治疗86例前列腺增生患者总有效率达到80.2%。

药物进入肠道，溶解于直肠分泌液中，然后经肠壁黏膜下层细胞膜产生的流动梯度进入血液。肛门直肠部位有丰富的动、静脉与淋巴管。直肠黏膜内丰富的血管，与直肠上静脉、直肠中静脉、直肠下静脉相连，形成了直肠内、外两大静脉丛，密布直肠周围，灌肠药物混合在肠道分泌液中，经肠黏膜吸收入血，经过三条途径进入体循环，分别为：经过直肠下静脉和肛门静脉、髂内静脉回流至下腔静脉，直接进入体循环，发挥全身治疗作用；经上直肠静脉、肛门静脉进入肝脏，经肝脏代谢进入体循环；直肠淋巴系统也能吸收部分药物，但淋巴流量较低，吸收药量远低于上两条途径。直肠丰富的动静脉及淋巴丛，使供血充足，药物能很快吸收入血。上述三条途径均避免了胃、小肠的参与，灌肠给药方式较口服给药方式，能够减少酸、碱消化酶对药物的影响，同时能够减轻药物对胃的刺激，吸收完全，提高了药物的生物利用度。研究发现，经灌肠吸收的药物，约有50%~70%不经肝脏进入体循环，不仅避免肝脏的首过消除效应，还减少药物对肝脏的影响。

二、作用机制

根据大肠的生理功能与机体解剖结构特点，结合药物代谢动力学相关知识，可以将灌肠疗法的作用机制概括为以下几点：

1. 肠道透析机制

直肠黏膜具有选择性吸收与排泄功能，相当于一层半透膜。利用结肠、直肠黏膜作为透析膜，在肠内灌输透析液，通过药液与肠壁的离子、代谢产物互相交换，或者通过一定程度的泻下作用将代谢产物排出体外。

2. 局部治疗作用

灌肠药物能够直接与肛门、直肠甚至乙状结肠病灶接触，直达病所，迅速发挥药物的局部治疗作用。盆腔器官丰富的血管网能够令药物迅速扩散，增加盆腔器官的药物浓度，充分发挥药物的疗效。

3. 全身治疗作用

灌肠疗法治疗全身性疾病体现了中医上病下取的治病思路，也是内病外治的延伸。灌肠疗法使用的药物及选择的方剂依据中医辨证论治的思想，药物可以通过直肠、盆腔器官丰富的静脉丛到达全身。药物可以通过直肠上、下静脉汇入体循环；可通过骶静脉丛经椎内、外静脉丛与颅内静脉交通直接到达脑部。通过以上方式，药物可循环至全身，肠道给药比口服吸收更便捷，药物的生物利用度也更高。

三、应用范围

随着解剖学、临床医学和药理学的发展，目前，应用于灌肠的中、西药物和方剂与日俱增，治疗疾病的范围也越来越广。灌肠疗法已经不再局限于治疗直肠肛门疾病，内科、外科、妇科、儿科、皮肤科、五官科等科室的多种疾病均可使用灌肠疗法治疗。灌肠疗法也广泛应用于住院患者护理工作中及预防保健方面，因其简便的操作，显著的疗效为大家所接受。

（一）灌肠疗法用药范围

灌肠疗法可使用的药物范围广泛。对胃黏膜有强烈刺激的药物如：阿奇霉素、利福平等；味苦不易口服的药物如：部分中药制剂。临床常用灌肠药物有：中药制剂、蛋白质类药物、肝首过效应严重的药物、胃肠道反应严重的药物。中药制剂通常为复方，因为其水煎剂味道苦涩，婴幼儿及部分成年人难以接受。由于其成分复杂，在注射给药方向发展局限较大，选择中药直肠给药可以发挥直肠黏膜屏障作用、保障给药安全性，避免部分患者对口服中药的抗拒。

（二）灌肠疗法适应证

药物经直肠黏膜吸收进入体循环后，可发挥全身性镇痛、镇静、抗菌等作用，相关研究和应用主要集中在镇痛、抗癫痫、麻醉、退烧等方面；或者药物与直肠或结肠黏膜紧密接触，在局部维持较高药物浓度，从而发挥抗炎、消肿、止血作用，主要用于直肠炎、结肠炎及痔疮等疾病的治疗。

1. 急危重症

灌肠疗法在治疗发热、高热惊厥、脑出血、急性肾功能衰竭、药物中毒、毒蛇咬伤等急危重症方面有较好疗效。丘文军等人使用大承气汤加减方灌肠治疗69例中枢性高热患者，较对照组（西医常规治疗）退热起效时间及完全退热时间明显缩短，GCS评分改善更加明显。急性肾功能衰竭病情凶险，因为恶心呕吐等消化道症状严重，不利于口服给药。崔淑珍等人使用复方大黄液灌肠治疗14例急性肾功能衰竭患儿，设置常规综合治疗对照组，结果观察组肾功能在6天内恢复正常，对照组需10天以上。《诸病源候论·解诸毒候》里就有关于中医解毒的记载"食与药俱入胃，胃能入杂毒，又逐大便泄毒气，毒气未入血脉故易治"，说明很早人们就意识到排便有助于毒物的排出。白雪歌等人对25例急性药物中毒患者在常规抢救治疗基础上给予大黄浸泡取汁灌肠疗法，结果治疗组治愈率84%，常规抢救治疗对照组治愈率50%。王立新等人研究发现，脑出血急性期患者因呕血、痰鸣、吞咽困难、牙关紧闭等症状的发作，口服给药困难；又由于脑出血病人多伴有消化道应激反应，插管治疗刺激性较大。且临床脑出血患者常见证型为阳明腑实证，大便不通，浊气内扰，适用于灌肠疗法。董淑贞等人使用活血通腑中药灌肠方治疗脑出血患者，治愈率优于常规治疗对照组。中药灌肠疗法治疗脑出血患者不仅可以补充肠道水分，还能帮助排便，泄热逐瘀，使气血得以布散。

2. 内科疾病

灌肠疗法在内科疾病的治疗范围广泛。既能够治疗结直肠疾病，如溃疡性结肠炎、肠易激综合征、直肠结肠癌，又能够治疗其他系统的疾病，如神经系统的脑出血；呼吸系统的哮喘、肺炎；泌尿系统的慢性肾功能不全、尿毒症。灌肠疗法在控制晚期癌痛方面卓有成效，因为避免了药物的首过消除效应，较口服给药止痛时间长，不良反应小，适用于癌症患者。

灌肠药物能够直接与直肠、结肠接触，通过肠壁吸收起到直接治疗作用，且局部药物浓度较高，疗效迅速。《素问》中有论述："出入废则神机化灭，升降息则气立孤危，故非出入则无以生长壮老矣，非升降则无以生长化收藏。"饮食物由口入胃，其糟粕经肠道排出，大肠的排泄影响全身的升降。故《血证论》说"必先治肠"，"后治各脏"。体外药物经灌肠被大肠吸收，可以通过门静脉与下腔静脉参与全身血液循环中，从而治疗其他部位的疾病。部分内科疾病，如慢性肾功能衰竭晚期，患者常因恶心、呕吐等症状妨碍口服给药及药物的吸收，针对这类疾病，灌肠疗法避免了胃部的刺激，是行之有效的给药途径。

3. 外科疾病

灌肠疗法属于外治方法，在外科的应用更为广泛。如术后腹胀、肠麻痹、急性胰腺炎、肠出血、尿路感染及前列腺疾病。通过药物灌肠，既能够直达病所，也能起到整体调节作用。药液通过直肠黏膜吸收后能促进血液循环，改善组织营养，降低毛细血管通透性，减少炎症渗出，有利于抑制结缔组织的增生，促进炎症的吸收并解除痉挛，对直肠局部病变及周围组织器官病变有良好治疗作用。

4. 妇科疾病

盆腔器官之间依靠静脉丛联系密切，灌肠疗法是治疗盆腔器官疾病的有效方法，能够使药物直达病位，增加局部血药浓度。灌肠疗法治疗妇科慢性盆腔炎、妇科肿瘤和炎症等疾病见效迅速，不良反应更小。临床治疗妇科炎症时，病人需要服用大量的抗生素，造成了严重的肝肾损害。直肠给药治疗妇科疾病可减少抗生素带来的种种副作用和不良反应，不失为一种有效的给药途径。

5. 皮肤科疾病

《灵枢·本藏》论述："肺合大肠，大肠者，皮其应。皮厚者大肠厚，皮薄者大肠薄，皮缓腹里大者，大肠大而长，皮急者大肠急而短，皮滑者大肠直，皮肉不相离者大肠结。""肺合皮毛"而"肺与大肠相表里"，说明大肠和皮肤关系密切。马俊杰等人依据辨证论治，使用中药汤剂封闭式灌肠治疗的方法治疗尿毒症患者因血液透析伴发的皮肤瘙痒症状，各组有效率由高到低排列分别为：肺肠同治组、治肠组、治肺组、氯雷他定口服组。

（三）灌肠疗法适用人群

目前，灌肠疗法因其疗效肯定、无创伤等特点，逐渐被大家所接受。灌肠疗法适用人群广泛，因为给药方式的特殊性，给临床不便于口服给药的患者带来了方便易行的治疗。

临床中，灌肠疗法适用于无法口服用药的人群，例如因昏迷、昏睡、吞咽困难不便于口服给药患者，不配合服药的儿童等等。婴幼儿口服药物困难较大，但使用温和的灌肠疗法，如肛门栓剂，可以达到扶正祛邪的目的。而且婴幼儿肠壁较薄，具有通透性高、肠壁孔隙大、蛋白质结合率低的优点，更利于药物的吸收。

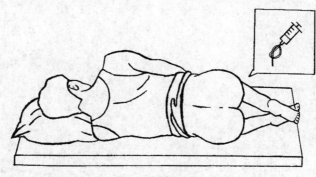

图2-1　灌肠疗法

中篇　技法篇

第三章 操作基础知识

第一节 常用剂型（常用赋形剂）

目前临床常用直肠给药方法有中药煎剂直肠注入法、直肠点滴法以及中药原药或栓剂塞入法等。剂型主要有栓剂、保留灌肠液、微型灌肠液、凝胶剂、泡沫气雾剂等。

1. 栓剂

栓剂系将药物与适当的基质混合均匀，制成专供纳入腔道的、产生局部或全身作用的一种剂型。近年来又开发了一些新型栓剂，如双层栓剂、微囊栓剂、中空栓剂、渗透泵栓剂，不溶性栓剂等。

2. 灌肠液

灌肠液系指灌注于直肠的水性、油性溶液或混悬液制剂。与栓剂相比，载药量明显增大，局部治疗作用较强。微型灌肠剂是近十几年发展起来的新剂型，其用量较小，通常在5ml以下，由于它多为液体药剂，使用可溶性凝胶辅料制成的凝胶状制剂，能产生润滑效果，易为患者接受；给药后溶液与直肠黏膜接触面积较大，因此药物吸收迅速，达峰时间短，起效快，具有与静脉注射相似的效果。

3. 凝胶剂

凝胶剂指药物与适宜的辅料制成的均一、混悬或乳剂型的乳胶稠厚液体或半固体制剂。凝胶剂的缺点是润滑作用较差，易失水霉变，常需添加保湿剂和防腐剂，且用量较其他基质大。

4. 泡沫气雾剂

泡沫气雾剂为表面活性剂、抛射剂、药物、水等形成的油包水型乳状液或水包油型乳状液，抛射剂为内相，压力解除时其发生气化，将体系膨胀为泡沫状，20世纪60年代相关技术成熟后，该剂型迅速成为阴道和直肠给药的良好选择。直肠用泡沫气雾剂与其他直肠给药剂型相比，可借助于体温作用下发生膨胀而形成泡沫，能到达降结肠和乙状结肠，更好地分散和黏附在黏膜表面，而且用药后无滴漏，也无栓剂或灌肠液给药后的不适或异物感，易于被患者接受。

第二节 常用方法

直肠常用给药方法包括保留灌肠法、直肠点滴法、栓剂塞入法。临床中给药方法的选择要结合疾病的种类、病变的部位、范围、程度等决定。一般来说，病位在肛门或直肠部位比较靠下者，肛肠栓剂或直肠注入保留灌肠即可；病位在乙状结肠、直肠者，多选直肠注入、直肠滴入法保留灌肠；病位广泛涉及左半结肠甚至全结肠时，选用直肠滴入法保留灌肠。

1. 直肠注入法

直肠注入法是以中药药液或掺入散剂灌肠，通过直肠注入给药来达到治疗疾病的一种临床给药技术。临床上大多采用一次性注射器，拔掉针头，抽取灌肠液，外接一次性灌肠管，给药时，灌肠管由肛门插入约10~15cm，将药液缓缓推入。直肠注入给药药量一般较直肠滴入少，根据患者年龄、体重、病变程度等，药量大多在10~60ml。

特点：吸收快，取效快，避免了口服苦寒中药致伤脾败胃之弊，药量少，操作时间短，在短时间内容易保持较为恒定的温度，较直肠滴入法更加便捷，安全，简便，无创伤，易操作，更适合小儿。

2. 直肠点滴法

直肠点滴法是以类似点滴输液的方式将中药煎剂或中成药液体制剂由肛门注入直肠的一种方法，是中药保留灌肠法的一种改良用法。临床上多使用一次性灌肠管，外接一次性输液器，输液器另一端连接灌肠药。直肠滴入法给药药量多在200ml左右，亦可根据患者及病情决定给药量；滴入速度与输液速度基本相同。高热及津伤重症病人，点滴速度宜快，80~110滴/分；气血两虚及其他慢性病人，点滴速度宜慢，以30~70滴/分为宜。

特点：注入药液量大，便于保留和吸收，较一般保留灌肠病人不适感轻，疗效更确切，但滴注速度过慢，药液温度不恒定，需有加温器保持药液恒温。对部位在结肠及病变范围广泛的疾病效果更好。

3. 栓剂塞入法

栓剂塞入法指药物与适宜基质制成的具有一定形状的供人体腔道内给药的固体制剂。临床上常用的小儿退热栓、痔疮栓等均是此类给药法。另外，栓剂在癌症方面应用广泛，双氯芬酸钠栓外用直肠给药吸收快、完全，常用镇痛药物如曲马多、强痛定、盐酸哌替啶等，长期使用易成瘾，且胃肠道反应较大，直肠给药副作用少，镇痛效果更强。

特点：直肠吸收药物，全身发挥作用，并可避免肝脏首过效应，副作用少，安全，简便，创伤小，可操作性强。

第三节　常用器械

直肠给药疗法所用方法多种多样，在临床上以直肠注入法、直肠点滴法、栓剂塞入法最为多见。其中栓剂塞入法临床操作简便，可由患者自行操作，但栓剂制备工艺复杂，给药量少，药物选择种类较少，因此适用范围有限。直肠注入法和直肠点滴法可直接使用中药汤剂进行给药，单次给药量较大，剂型制备工艺简单，药物选择灵活，因此常作为医疗机构主要直肠给药方法。下面我们将介绍直肠注入法、直肠点滴法所需器械与用物（图3-1）。

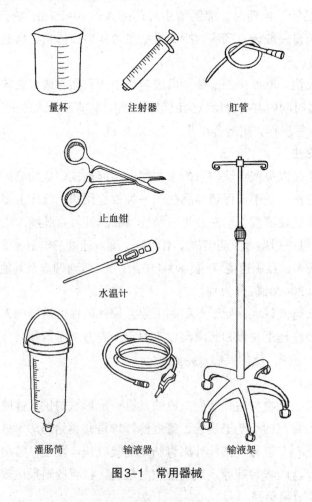

量杯　　　注射器　　　肛管

止血钳

水温计

灌肠筒　　　输液器　　　输液架

图3-1　常用器械

1. 直肠注入法的用物

量杯、50ml注射器、弯盘内放消毒肛管（14~16号）、温开水、水温计、石蜡油、橡胶单、治疗巾、棉签、卫生纸、便盆、止血钳。按医嘱准备中药汤剂。

2. 直肠滴注法的用物

灌肠筒或输液器一套、弯盘内放消毒肛管（14~16号）、温开水、水温计、石蜡油、橡胶单、治疗巾、棉签、卫生纸、便盆、止血钳、输液架等。按医嘱准备中药汤剂。

第四章 操作事项提示

第一节 注意事项

在临床应用直肠注入法、直肠点滴法等保留灌肠给药时，应当注意以下事项：

1. 中药保留灌肠前应先了解病变的部位，以便掌握灌肠时的卧位和肛管插入的深度，灌肠前让病人排空大便，必要时可先行清洁灌肠。

2. 药液温度应保持在39℃~41℃，过低可使肠蠕动加强，腹痛加剧，过高则引起肠黏膜烫伤或肠管扩张，产生强烈便意，致使药液在肠道内停留时间短、吸收少、效果差。

3. 为使药液能在肠道内尽量多保留一段时间，对所使用药物刺激性强的病人可选用较粗的导尿管，并且药液一次不应超过200ml，可在晚间睡前灌肠，灌肠后不再下床活动，以提高疗效。

第二节 禁 忌

与其他给药方式类似，直肠给药疗法也存在使用禁忌和药物配伍禁忌。使用栓剂、凝胶剂等成药剂型时，应按照药品说明书给定的治疗范围单独使用，避免混用。应用直肠注入法、直肠点滴法等保留灌肠给药时，还应注意下列使用禁忌与配伍禁忌。

一、使用禁忌

严重心脏病（充血性心衰），重度高血压动脉瘤，严重贫血，巨肠症引起的出血和穿孔，精神障碍，严重痔疮，不明原因的肠道出血（肠癌，结肠溃疡），肝硬化，早期妊娠，肠道手术不足半年，疝气，肛裂，大便失禁等患者均不适合灌肠。

二、药物禁忌

1. 西药

西药配伍有禁忌的，不能配制直肠滴灌。具体如下：

①所有头孢类药物都能抑制肠道菌群产生维生素K，具有潜在的致出血作用，因此，与抗凝血药、抗血小板药合用应非常谨慎；头孢类药物有一定的肝肾毒性，与其他有肝肾毒性的药物（氨基糖苷类、利尿类）合用需谨慎；头孢类药物与含有乙醇类的药物（即使少量联合应用也可引起体内乙醛蓄积而呈醉酒状）不应合用。

②氨基糖苷类（丁胺卡那、庆大霉素、妥布霉素、小诺霉素）与利尿剂不应联合使用，与茶碱类药物联合应用，药效增加，毒性也增加，应慎重应用。

③大环内酯类（红霉素、罗红霉素、依托红霉素、麦白霉素、吉他霉素、阿奇霉素等）具有肝毒性、耳毒性，合用其他有肝毒性或耳毒性的药物需要注意毒性的增加；与氨茶碱类药物合用，会抑制其代谢，可致氨茶碱血药浓度异常增高而致中毒甚至死亡，不应联合应用。

④喹诺酮类（吡哌酸、诺氟沙星、环丙沙星、左氧氟沙星等）不宜与碱性药物、含铁、钙类药物联用，合用可降低胃酸浓度；不宜与茶碱类药物合用，合用使茶碱血药浓度增高可出现毒性反应；不宜与布洛芬类合用，合用易引起惊厥。其他药物应参考输液配伍禁忌表。

2. 中药

①对肠道有较强刺激的药物（如藿香正气水、白胡椒粉、丁香、肉桂）不能作为直肠滴入用药，此类药物会引起肠道热痛感导致患者不耐受。

②直肠给药时同样需要注意药物对患者基础疾病的影响，如高血压病人直肠用药不应给予含有麻黄类等中药制剂，因麻黄碱有收缩血管之功效，易升高血压等。

③保留灌肠药物组方与口服药物组方类似，在配伍中应避免十八反等常见配伍禁忌，此外，毒性较强的药物也不能作为保留灌肠给药。

3. 中药西药联合使用

在直肠给药方法中，中药成分会通过肠道被机体吸收，因此在使用直肠给药疗法时，应当注意中药成分与患者当前所使用的西药成分的配伍禁忌。

中药大黄制剂不宜与胃酶类同时混合应用，大黄可以抑制酶的功能。大黄的制剂，也不宜与西药咖啡因、氨茶碱同服，可降低大黄的抑菌作用。

含有机酸中药乌梅、五味子、山楂、女贞子、木瓜等及其制剂不宜与磺胺类西药同用。因其能酸化尿液，使乙酰化后的磺胺不易溶解，易在肾小管中析出结晶，引起结晶尿、血尿，乃至尿闭、肾功能衰竭。含有机酸类中药，在治疗泌尿系统感染时，不宜与氨基糖苷类抗生素同用，因这类西药在碱性尿液中抗菌力强，二者合用，抗菌力减弱。黄连、黄柏、黄芩等清热解毒药及其制剂不宜与乳酶生同服，这类中药能杀灭乳酸杆菌，导致乳酶生的作用降低或失效。此外，有些中成药含有酸性药物，如保和汤、六味地黄汤等，不宜和西药碳酸氢钠、胃舒平、氨茶碱、麻黄碱等碱性药物混合进行直肠滴入，酸碱中和失去治疗效果。

含有中药成分的乌头、黄连、贝母等不易与西药氨茶碱、阿托品、麻黄碱混合应用，易增加毒性。

含颠茄类生物碱及其制剂不宜与洋地黄类强心药同用，颠茄类生物碱能使肠道蠕动减慢而增加洋地黄类强心药吸收，易引起中毒。

含延胡索生物碱的中药及其制剂，不易与中枢神经兴奋剂咖啡因、苯丙胺同用，延胡索所含生物碱能对抗中枢神经兴奋，产生拮抗作用，从而使二者疗效降低。

平肝息风类中药不宜与中枢神经兴奋药咖啡因、可可碱、茶碱、苯丙胺联用，可产生药理性拮抗作用，从而相互降低疗效。

含碱性成分中药不宜与氨基糖苷类西药联用，在碱性环境中，可使氨基糖苷类抗生素吸收增加，排泄减少，虽能增加抗生素抗菌活性，但同时也使其副作用增加，增加耳毒性，不宜联用。

第三节　异常反应及处理

在直肠给药方法中，栓剂、凝胶剂等成药剂型给药途径相对简单，单次给药尽量少，因此，给药过程中出现异常反应较为少见，且相对轻微。而直肠注入法、直肠点滴法等保留灌肠法由于操作方法相对复杂，单次给药量较大，在操作过程中偶可出现多种突发情况，因此临床操作过程中应尽量避免操作带来的异常反应，并且在出现异常反应后应立刻中止治疗并及时对症处理。下面对常见异常反应的原因、临床表现、预防及处理进行简要介绍。

一、肠道黏膜损伤

1. 原因
①患者有痔疮、肛门或直肠畸形、凝血机制障碍等异常，插管时增加了肛门的机械性损伤；②当患者精神紧张，不予以理解，配合时，出现肛门括约肌痉挛，插管时损伤了肠道黏膜；③肛管未予润滑，插管动作粗暴。

2. 临床表现
肛门滴血或排便带有血丝、血凝块。

3. 预防
①全面评估患者全身心状况，有无禁忌证；②做好宣教工作，加强心理护理，

解除患者的思想顾虑及恐惧心理；③操作时，注意维持个人形象，保护病人自尊，屏风遮挡保护个人隐私；④插管前必须用液体石蜡润滑肛管，插管动作要轻柔，忌暴力。

4. 处理

发生肠道出血应根据病情应用相应的止血药物或局部治疗。

二、肠出血

1. 原因

①操作时动作粗暴，用力过猛，穿破肠壁；②肛管质地粗硬或反复多次插管；③灌入液量过多，肠道内压力过大。

2. 临床表现

灌肠过程中病人突然觉得腹胀、腹痛，查体腹部有压痛或反跳痛。腹部B超可发现腹腔积液。

3. 预防

①选用质地适中，大小、粗细合适的肛管；②插管时动作应轻缓，避免重复插管。

4. 处理

若遇有阻力时，可稍移动肛管或嘱病人变动一下体位；液体灌入速度适中，灌肠袋液面距病人肛门高度约45~60cm；若病人发生肠穿孔、肠破裂，立即转外科行手术治疗。

三、肠穿孔、肠破裂

1. 原因

①操作时动作粗暴，用力过猛，穿破肠壁；②肛管质地粗硬或反复多次插管；③灌入液量过多，肠道内压力过大。

2. 临床表现

灌肠过程中病人突然觉得腹胀、腹痛，查体腹部有压痛或反跳痛。腹部B超可发现腹腔积液。

3. 预防

①选用质地适中，大小、粗细合适的肛管；②插管时动作应轻缓，避免重复插管。

4. 处理

若遇有阻力时，可稍移动肛管或嘱病人变动一下体位；液体灌入速度适中，灌肠袋液面距病人肛门高度约45~60cm；若病人发生肠穿孔、肠破裂，立即转外科行手术治疗。

四、水中毒、电解质紊乱

1. 原因

①反复用清水或盐水等灌肠液灌肠时，大量液体经大肠黏膜吸收；②灌肠后排便异常增多，丢失过多的水、电解质致脱水或低钾、低钠血症。

2. 临床表现

水中毒者早期表现为烦躁不安，继而嗜睡、抽搐、昏迷，查体可见球结膜水肿；脱水患者诉口渴，查体皮肤干燥、心动过速、血压下降、小便减少、尿色加深；低钾血症者诉软弱无力、腹胀、肠鸣音减弱、腱反射迟钝或消失，可出现心律失常，心电图可见ST段改变和出现U波。

3. 预防

①全面评估患者的身心状况，对患有心、肾疾病、老年或小儿等病人尤应注意；②清洁灌肠前，嘱病人合理有效的饮食（肠道准备前3~5天进食无渣流质饮食），解释饮食对灌肠的重要性。使患者配合，为顺利做好肠道准备打好基础；③清洁灌肠时禁用一种液体如清水或盐水反复多次灌洗。灌肠时可采用膝胸体位，便于吸收，以减少灌肠次数。

4. 处理

腹泻不止者可给予止泻剂、口服补液或静脉输液。低钾、低钠血症可予口服或静脉补充钾和钠。

五、虚脱

1. 原因

①年老体弱、全身状况差或患有严重心肺疾患者；②灌肠液温度过低，致使肠道痉挛；③灌肠次数过多，速度过快过量。

2. 临床表现

病人突然感恶心、头晕、面色苍白、全身出冷汗甚至晕厥。

3. 预防

①灌肠液温度应稍高于体温，约39℃~41℃，不可过高或过低。②灌肠速度应根据病人的身体状况、耐受力调节合适的流速。

4. 处理

一旦发生虚脱应立即平卧休息。

六、大便失禁

1. 原因

①长时间留置肛管，降低了肛门括约肌的反应，甚至导致了肛门括约肌永久性松弛；②清洁灌肠时，病人心情紧张造成排便反射控制障碍；③操作粗暴，损伤肛门括约肌或其周围的血管或神经。

2. 临床表现

大便不由自主地由肛门排出。

3. 预防

①消除病人紧张不安的情绪，鼓励病人加强意识以控制排便；②帮助病人重建控制排便的能力，鼓励病人尽量自己排便，帮助病人逐步恢复其肛门括约肌的控制能力。

4. 处理

必要时适当使用镇静剂；已发生大便失禁者，床上铺橡胶（或塑料）单和中单或一次性尿布，每次便后用温水洗净肛门周围及臀部皮肤，保持皮肤干燥。必要时，肛门周围涂搽软膏以保护皮肤，避免破损感染。

七、肛周皮肤擦伤

1. 原因

长期卧床或年老体弱病人灌肠后排便次数增多，或便器摩擦致使肛周皮肤损伤。

2. 临床表现

肛周皮肤破溃，红肿。

3. 预防

①病人大便后肛周及时洗净擦干，保持病人肛周局部清洁、干燥。②使用便盆时，应协助病人抬高臀部，不可硬塞、硬拉，必要时在便盆边缘垫以软纸、布垫或撒滑石粉，防止擦伤皮肤。

4. 处理

皮肤破溃时可用TDP灯照射治疗，每天2次，每次15~30分钟，再用外科无菌换药法处理伤口。

八、肠道感染

1. 原因

①肛管反复多次使用，易致交叉感染；②灌肠术作为一种侵袭性操作常可致

肠道黏膜的损伤，降低了其抵抗力。

2. 临床表现

腹痛，大便次数增多，大便的量、颜色、性状有所改变。

3. 预防

①灌肠时应做到一人一液一管，一次性使用，不得交叉使用和重复使用；②临床上可使用一次性输液器插入装有灌肠液的液体瓶内，排气后一端接适宜的肛管，润滑肛管前端，然后插入肛门达灌肠所需深度即可。这样即可减少交叉污染，同时也避免对肠道黏膜的损伤；③尽量避免多次、重复插管，大便失禁时注意肛门会阴部位的护理。

4. 处理

将20%甘露醇与庆大霉素、甲硝唑联合应用于肠道清洁的准备。方法如下：术前3天口服庆大霉素4万单位，每天3次，甲硝唑0.2g，每天3次，术前晚、术日早晨禁食，术前一天下午4时给予20%甘露醇500~1000ml + 生理盐水500~1000ml口服，术前1小时静滴0.2%甲硝唑250ml。这样可避免清洁灌肠中反复多次插管导致的交叉感染；根据大便化验和致病微生物情况，选择合适的抗生素。

九、排便困难

1. 原因

①由于排便活动受大脑皮层的控制，插管的不适，导致排便中枢受抑制；②插管过程中，肛管插入粪便内，使肛管堵塞，导致灌肠失败；③对于大便干结的病人，注入的灌肠液短时间内不能使粪便软化、溶解，因此尽管灌肠液进入病人肠腔，但直肠内干结的粪便堵塞肛门及直肠，病人仍感排便困难；④插管过程中，肛管紧贴肠壁或进入粪块中，阻力增大，如强行插管，则病人不能耐受，导致插管失败。

2. 临床表现

病人常有头痛、乏力、食欲不佳、腹痛及腹胀等症状。

3. 预防

①插管前常规用石蜡油润滑肛管前端，以减少插管时的摩擦力。②根据灌肠的目的，选择不同的灌肠液和量，保留灌肠每次不超过200ml。③灌肠时将肛管自肛门插入2~4cm后打开灌肠夹，在灌肠液流入肠腔的同时将肛管轻轻插入直肠内一定深度（15~10cm），使灌肠液缓缓流入肠腔。

4. 处理

提供适当的排便环境和排便姿势以减轻病人的思想负担；指导病人顺应肠道

解剖结构，腹部环形按摩，增加腹内压，促进排便；若为非器质性便秘，可协助病人建立正常排便习惯；在饮食中增加新鲜水果、蔬菜、粗粮等促进排泄的食物；增加液体摄入量；适当增加运动量及使用一些缓泻药物如开塞露等。

十、腹泻

1. 原因

①心理因素，患者因担心，焦虑恐惧等不良心理，精神高度紧张，插管时致使肠道痉挛。②灌肠时对肠黏膜的机械性刺激。 ③灌肠后患者不能耐受灌肠的药物性刺激。

2. 临床表现

腹痛、肠痉挛、疲乏或恶心、呕吐、大便次数增多且粪便不成型、稀薄或呈液体状。

3. 预防

①灌肠前全面评估患者的身心状况，有无禁忌证，耐心解释保留灌肠目的、意义，解除其心理负担。②保留灌肠前嘱患者排便，以减轻腹压、清洁肠道，便于灌肠液保留和吸收。

4. 处理

已经发生腹泻者，卧床休息，腹部予以保暖。不能自理的患者应及时给予便盆。保持皮肤完整，特别是婴幼儿、老人、身体衰弱者，每次便后用软纸轻擦肛门，温水清洗，并在肛门周围涂油膏保护局部皮肤。腹泻严重者给予止泻及静脉输液。

第四节 操作流程

在直肠给药方法中，原药塞入、栓剂、凝胶剂等成品剂型给药操作简便，可直接推入，在此将不做特别说明。临床常用的保留灌肠法包括直肠注入法、直肠点滴法（图2-2）两种，在此将对具体操作流程分别进行介绍。

一、直肠注入法

1. 备齐用物携至床前，解释目的、方法。嘱病人排空大便。

2. 测量药液温度，39℃~41℃，用注射器抽取药液备用。

3. 摆好体位，根据病变部位取左侧或右侧卧位，臀下垫胶单和治疗巾，并用小枕抬高臀部10cm左右，暴露肛门，注意保暖。

4. 润滑肛管前端，与注射器连接，排气后夹紧肛管，轻轻插入肛门约10~15cm，松开止血钳缓缓推注药液，药液注完后再注入温开水5~10ml，用止血钳夹住肛管，轻轻拔出，放于弯盘中。

5. 用卫生纸轻轻揉擦肛门，嘱病人尽量保留药液，协助取舒适卧位。

6. 整理用物，洗手、记录。

二、直肠滴注法

1. 备齐用物携至床前，解释目的、方法。嘱病人排空大便。

2. 测量药液温度，39℃~41℃，倒入灌肠筒或输液瓶内，挂在输液架上，液面距肛门约30~40cm。

3. 摆好体位，根据病变部位取左侧或右侧卧位，臀下垫胶单和治疗巾，并用小枕抬高臀部10cm左右，暴露肛门，注意保暖。

4. 润滑肛管前端，与输液器连接，排气后夹紧输液管，轻轻插入肛门约10~15cm，用胶布固定，松开止血钳，调节滴速，每分钟60~80滴。

5. 待药液滴完时夹紧输液管或灌肠筒的连管，拔出肛管放入弯盘。用卫生纸轻揉肛门部。

6. 协助病人取舒适卧位，嘱咐病人尽量保留药液1小时以上，臀部小枕可1小时以后再撤去。

7. 整理用物，洗手，记录。

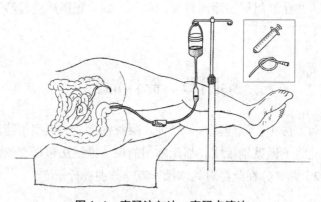

图4-1 直肠注入法、直肠点滴法

三、注意事项

1. 中药保留灌肠前应先了解病变的部位，以便掌握灌肠时的卧位和肛管插入的深度，灌肠前让病人排空大便，必要时可先行清洁灌肠。

2. 药液温度应保持在39℃ ~41℃，过低可使肠蠕动加强，腹痛加剧，过高则引起肠黏膜烫伤或肠管扩张，产生强烈便意，致使药液在肠道内停留时间短、吸收少、效果差。

3. 为使药液能在肠道内尽量多保留一段时间，对所使用药物刺激性强的病人可选用较粗的导尿管，并且药液一次不应超过200ml，可在晚间睡前灌肠，灌肠后不再下床活动，以提高疗效。

下篇　临床篇

第五章　肛肠疾病

第一节　肛窦炎

肛窦炎（Anal Cryptitis）又称肛隐窝炎，是肛门瓣、肛窦及肛门腺内发生的急、慢性炎症性疾病。临床上常表现为肛门疼痛、肛门瘙痒、排便不尽感、肛门坠胀及异物感，肛门分泌物多等症状。因其特殊的解剖结构和部位，肛窦的感染率极高，且常迁延难愈，是导致肛肠疾病的主要因素，约85%的肛门直肠病变与之相关，易于发生肛周脓肿、肛瘘、肛裂等肛门疾病，严重影响患者生活质量。现代医学研究显示，肛窦炎发病是由多种因素共同作用导致，其中包括饮食不规律、细菌性感染及自身免疫系统失衡等。常因便秘、疲劳、饮酒、过食刺激性食物诱发或加重。

目前未找到肛窦炎明确对应的中医病名，根据其临床症状可归属于中医"脏毒"的范畴。《三因极一病证方论》论述："肠风脏毒，自属滞下门"。明代李梴在《医学入门》中云："自内伤得者曰脏毒，积久乃来。"《外科全生集》云："脏毒者，纯酒厚味，勤奋辛苦，蕴毒流注肛门。"中医认为发生本病的因素多因饮食不节，过食膏粱厚味和辛辣醇酒、肥甘煎炒之品等刺激性食物致使湿热内生、浊气下降肛肠。或因肠燥热结，便秘蕴热肛门，大便干燥，用力努挣，肛管损伤染毒，致使气滞血瘀，经络阻塞；或因湿毒蕴结，湿热下注肛门所致。

肛窦炎的治疗分为保守治疗和外科手术治疗，药物灌肠治疗为其综合治疗的一部分，因肛窦炎发病部位隐蔽，药物保留灌肠可以使所用药物直接作用于病灶，吸收快、疗效确切。

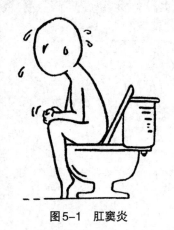

图5-1　肛窦炎

一、辨证论治

1.湿热下注

【症状】肛周灼热、潮湿、瘙痒，伴黏液和脓性分泌物流出，肛门疼痛，坠胀，用力排便时诸症加剧，并有里急后重感，烦躁，口干口苦，粪便褐黄，小便短赤，舌红，苔黄腻，脉滑数。肛门镜下可见肛窦深大红肿。按语：此型较常见于发病初期。

【治法】清热利湿、消肿止痛。

中药灌肠治疗

【处方】黄连6g，黄芩6g，黄柏6g，乳香10g，苦参10g，赤小豆10g，赤芍10g，生地10g。方中黄连、黄芩、黄柏泻火解毒，清热燥湿；苦参燥湿止痒；赤小豆解毒、利湿消肿，加强了清热除湿之功，使邪有所出，则湿热无留；佐以赤芍凉血祛瘀；乳香活血止痛；生地养阴，祛邪不伤正。

【制用法】上药浓煎取100~150ml，每次40~60ml，早、晚2次保留灌肠，肛内保留20~30min。

2. 热毒炽盛

【症状】肛门灼痛，肛周皮肤发红、水肿，充血，糜烂，疼痛，排便时症状加重，烦躁口渴，大便秘结，小便短赤，舌红、苔黄，脉数。肛门指检肛内有灼热感，肛门镜下见肛窦充血，水肿，有时伴有脓性分泌物。按语：此型常见于发病早中期。

【治法】清火泻热，疏散热毒。

中药灌肠治疗

【处方】明矾10g，赤芍10g，栀子6g，黄连6g，黄柏6g，连翘10g，玄参10g，生地10g，冰片0.5g，马齿苋6g。黄连、黄柏泻火解毒燥湿；栀子能泻三焦之火，凉血解毒，活血消肿兼能利湿；赤芍功善凉血清热散瘀止痛；连翘可疏散风热，清解热毒；生地、玄参凉血滋阴，解毒散结，佐以冰片加强消肿止痛之功，又可防腐生肌。

【制用法】上药浓煎取100~150ml，每次40~60ml，早、晚2次保留灌肠，肛内保留20~30min。

3. 阴虚内热

【症状】肛门疼痛不明显，轻微灼热感，可伴黏液与血丝混杂的物质从肛门流出，可有五心烦热、潮热盗汗等，口干渴，大便干涩，舌红，少苔，脉细数。肛门镜检查见肛窦暗红。按语：此型常见于发病的中晚期。

【治法】养阴清热，润肠通便。

中药灌肠治疗

【处方】生地10g，玄参10g，麦冬10g，白芍10g，当归10g，赤芍10g，红藤10g。生地、玄参养阴生津，润燥清热；麦冬养阴润肺，益胃生津；白芍养血滋阴，缓急止痛；当归养血活血，祛瘀止痛，全方有养阴清热，润肠通便之功。

【制用法】上药浓煎取100~150ml，每次40~60ml，早、晚2次保留灌肠，肛内保留20~30min。

4. 湿浊困脾

【症状】肛窦及肛乳头水肿，皮肤糜烂，肛门湿痒，腹胀纳呆，身重困倦等，舌淡红，苔白腻，脉滑。肛门指检按触肛窦产生痛感，肛门镜下可见肛窦深大水肿，或伴充血。

【治法】利水渗湿，健脾化浊。

中药灌肠治疗

【处方】黄连6g，赤茯苓10g，薏苡仁10g，黄柏6g，苦参6g，萆薢10g，煅牡蛎10g，泽泻10g，滑石10g。方中萆薢利水，有分清化浊之功；薏苡仁利水渗湿；泽泻渗湿泻热；茯苓分利湿热；赤茯苓能清热利湿；滑石利水通淋；黄连、黄柏、苦参均能燥湿利水，可加强清热利湿的功效；煅牡蛎能起收敛固涩之功，可改善皮肤的糜烂症状。

【制用法】上药浓煎取100~150ml，每次40~60ml，早、晚2次保留灌肠，肛内保留20~30min。

二、处方经验

以黄连、黄柏为主的中药灌肠治疗对此病有较好的疗效。现代药理学研究表明，黄柏对大肠杆菌、葡萄球菌等细菌均具有较强的抑制作用，并具有一定的抑制免疫反应和减轻炎症损伤的作用；黄连中黄连素不但有良好的抗菌抗炎作用，还有促进机体免疫功能的作用，能有效地促进炎症消除及病灶修复，对大肠杆菌有抑制作用；茯苓具有免疫调节、利尿、抗氧化等作用；泽泻具有利尿、免疫调节与抗炎、抗氧化、保护血管内皮等作用；玄参苯丙素苷类、白头翁三萜皂苷类具有抗炎、抗氧化作用。故可以黄连6g、黄柏6g、茯苓10g、泽泻10g、玄参10g为基本方进行保留灌肠，以清热利湿、消肿解毒。

随症加减：若肛门疼痛明显者，可加白芷、川芎、延胡索、乳香；若坠胀便意不尽为主者，可加枳实；若瘙痒为主者，可加蛇床子、白鲜皮；若湿热盛者，可加绵茵陈、薏苡仁、茯苓；若阴虚火盛者，可加玄参、生地黄；若大便出血者，可加槐花、地榆；若黏液量多者，可加黄连、黄芩。

［参考文献］

[1] 何永恒，凌光烈. 中医肛肠科学［M］. 北京：清华大学出版社，2011. 175.

［2］盛光，郑凯，徐敏，等. TRM—Ⅲ型肛肠内腔治疗仪治疗肛窦炎的临床分析［J］. 中国误诊学杂志，2010，10（1）：26.

［3］张鑫龙，石健，武岳，等. 复方黄柏液涂剂保留灌肠治疗湿热下注型肛窦炎临床观察［J］. 安徽中医药大学学报，2018，37（5）：13-16.

［4］周建华. 肛肠病临床诊治［M］. 北京：科学技术文献出版社，2006：1-72.

［5］中华医学杂志编辑委员会. 全国肥胖防治专题学术会议纪要［J］. 中华医学杂志，2003，83（13）：1183.

［6］尹强，黄海军，彭娟，等. 健脾疏肝方灌肠对肛窦炎患者的疗效及复发率的影响［J］. 世界中西医结合杂志，2020，15（06）：998-1001.

［7］金蕾，章红华，邓琳. 浅谈中药灌肠疗法治疗肛窦炎［J］. 辽宁中医药大学学报，2008（04）：41-42.

［8］孙森凤，张颖颖，褚万春. 黄柏药理作用的研究进展［J］. 山东化工，2017，46（14）：99-100.

［9］胡诚毅，莫志贤. 黄连素的药理作用及机制研究进展［J］. 中国实验方剂学杂志，2017，23（20）：213-219.

［10］刁铁成. 茯苓药理作用的初步研究［J］. 中医临床研究，2015，7（8）：23-24.

［11］邢增智，陈旺，曾宇. 泽泻的化学成分与药理作用研究进展［J］. 中医药导报，2017，23（15）：75-78.

［12］张召强，李明. 玄参的化学成分及药理作用的研究进展［J］. 中国医药指南，2013，11（26）：49-51.

第二节　放射性肠炎

放射性肠炎（radiation enteritis，RE）是腹腔、腹膜后、盆腔后恶性肿瘤患者接受放疗所引起的，累及到小肠、结肠、直肠等肠道的并发症状，约60%~70%的患者出现急性胃肠道症状。RE是一种不断进展且难以预测的疾病，根据放射后发病时间的不同分为急性和慢性放射性肠炎，急性一般发生在照射期，慢性一般在放疗发生后6~24个月出现，迁延日久难愈，严重影响患者生活质量。RE主要临床表现为反复发作的腹泻、腹痛，常伴随里急后重、食欲下降，严重者可出现肠腔狭窄、肠穿孔、下消化道出血或肠瘘等。RE的发病机制目前尚不清楚，西医认为可能与肠蠕动功能紊乱及肠黏膜细胞丢失、黏膜结构完整性被破坏有关。

中医学认为放射性肠炎和热毒有关，临床多表现为便血、腹痛及大便次数增多，可归属于"痢疾"、"泄泻"、"腹痛"范畴。《杂病源流犀烛·泄泻源流》曰："湿胜则飧泄，乃独由于湿耳……要未有不源于湿者也"，湿邪是病因分析中不可忽视的原因。在《医宗必读》中有"无湿不成泻"之说。中医认为放疗副反应是一种热毒或毒邪入侵体内，损伤气血津液，伤害脏腑所致，将放射性肠炎的病机归属于本虚标实，中间虚实夹杂，病机的关键是"火、淤、毒"，主要是热毒下注及脾胃虚弱。

近年来，中医药防治放疗反应取得较大进展，中药灌肠剂以其局部吸收作用良好、不良反应少、用药方法简单、起效迅速等特点，在RE的治疗中有着不可取代的优势地位，对于RE的局部黏膜及全身症状都有很好的疗效。

一、辨证论治

1. 湿热蕴肠

【症状】大便脓血，泻下急迫或泻而不爽，大便色黄秽臭，便血鲜红，里急后重，肛门灼热，腹痛，尿黄，舌红，苔黄腻，脉滑数。

【治法】清热解毒、除湿止泻。

中药灌肠治疗

【处方】白头翁汤加减。白头翁15g，黄柏12g，黄连6g，秦皮12g，地榆15g，防风12g。方中白头翁性味苦寒，入阳明血分，凉血清热解毒；黄连清湿热、厚肠胃；黄柏泻下焦湿热；秦皮清热燥湿；地榆有凉血止血、解毒敛疮之功；防风具有祛风胜湿、鼓舞脾阳之效。

【制用法】将上述中药水煎浓缩至100ml，患者取左侧卧位，药温38℃~40℃以舒适为宜，插管深度15~20cm，滴入时间30min，药液灌入速度不宜过快，避免压力增大损伤肠黏膜，保留药液2小时。急性期每日2次，慢性期每日1次，症状缓解后改为隔日1次。疗程：急性期2~4周；慢性期4~6周。

2. 脾胃亏虚

【症状】大便时溏时泻，饮食减少，脘腹胀闷，肢体倦怠，神疲懒言，舌淡胖或有齿痕，苔薄白，脉细弱。

【治法】补益脾胃、扶助正气。

中药灌肠治疗

【处方】参苓白术散加减。莲子肉15g，薏苡仁30g，砂仁10g，桔梗10g，白扁豆15g，白茯苓15g，人参20g，炙甘草5g，白术10g，山药20g，陈皮10g，大枣5枚。方中以四君子汤（人参、茯苓、白术、炙甘草）为基础，甘温补脾益气；山药益气补脾；莲子肉补脾涩肠；白扁豆健脾化湿；薏苡仁健脾渗湿；砂仁芳香行气，化湿和胃；桔梗开宣肺气，通利水道；大枣煎汤，助补益脾胃之功。

【制用法】同上。

3. 脾肾阳虚

【症状】肠鸣泄泻，为慢性久泻不止，大便带黏冻样物和少量血液，畏寒肢冷，腰膝酸软，头重身困，小便清长，舌淡，苔白，脉沉或濡缓。

【治法】温补脾肾、固涩止泻。

中药灌肠治疗

【处方】真人养脏汤加减。人参6g、当归6g、白术6g、肉豆蔻8g、肉桂6g、甘草6g、白芍12g、木香3g、诃子9g、罂粟壳9g。方中罂粟壳涩肠止泻；肉豆蔻温中涩肠；诃子苦酸温涩，涩肠止泻；肉桂温肾暖脾；人参、白术补气健脾；当归、白芍养血和血；木香调气醒脾；甘草益气和中、调和诸药。

【制用法】同上。

4. 气滞血瘀

【症状】大便泄泻，腹痛肠鸣，泻必腹痛，泻后痛减，时有出血，量少，舌淡红，苔薄白，脉弦。

【治法】补脾柔肝、祛湿止泻。

中药灌肠治疗

【处方】痛泻要方加减。陈皮45g、白术90g、白芍60g、防风30g。方中白术苦温，补脾燥湿，为君药；白芍酸寒，柔肝缓急止痛；陈皮辛苦而温，理气燥湿，醒脾和胃；防风燥湿以助止泻，为脾经引经药。

【制用法】同上。

二、处方经验

现代医学研究表明，四君子汤（人参、茯苓、白术、炙甘草）具有调节消化液及激素分泌、胃肠运动，增强胃肠黏膜屏障的作用，维持肠道微生态平衡。其中的茯苓具有镇静、调节人体免疫，对动物的实验性溃疡有预防作用；甘草有解毒、抗过敏、抗炎等作用，并能解除肠道平滑肌痉挛，缓解腹痛，促进消化道上皮再生，增强肠道黏膜屏障功能。山药具有抗炎、抗菌、免疫调节作用；薏苡仁具有抗炎镇痛作用，已用于治疗鞘膜积液、真菌性肠炎等疾病；黄芩、黄连能够广谱抗菌，具有抗菌、抗炎、抗溃疡的作用；故可以以人参20g、茯苓15g、白术10g、炙甘草5g、山药20g、薏苡仁30g为基本方进行保留灌肠，以补益脾胃、祛湿止泻。

随症加减：若腹痛甚者加延胡索、乌药、白芍；若便血明显者加地榆炭、茜草、三七、仙鹤草；黏液便者加秦皮、干姜、半夏、白头翁；脓血便重者加败酱草、白及、茜草、地榆炭；腹泻严重者添加秦皮、车前子；若久泄不止加石榴皮、诃子；腹胀较甚者加厚朴、白豆蔻；里急后重甚者加槟榔、木香、白芍、马齿苋；腰膝酸软、腹部畏冷久泻者，加诃子肉、肉桂、补骨脂；若中气下陷，脱肛者可加黄芪、升麻；精神萎靡、食欲低下、胁肋胀痛者加适量香附、郁金、枳实、佛手。

［参考文献］

［1］邹文爽，安颂歌，熊壮，等．中药保留灌肠治疗放射性直肠炎疗效的 Meta 分析［J］．现代中西医结合杂志，2015，24（21）：2311-2315．

［2］薛美平，高向军，刘丽坤，等．对放射性直肠炎的中药保留灌肠技术优化研究［J］．中国中医药信息杂志，2014，21（11）：13-16．

［3］王馨曼，安颂歌，张磊，等．中药保留灌肠治疗放射性直肠炎疗效的系统评价［J］．护理研究，2016，30（1）：59-62．

［4］何春年，彭勇，肖伟，等．中国黄芩属植物传统药物学初步整理［J］．中国现代中药，2012，14（1）：16-20．

［5］邱志兵，李卫民，高英，等．黄连厚朴药对药理作用的研究［J］．北方药学，2012，9（3）：48-49．

［6］张蓉，骆斌，李峰，等．从毒邪致病论电离辐射损伤的中医病机［J］．北京中医药大学学报，2007，30（9）：595-596．

［7］贾立群，崔慧娟．实用中西医结合肿瘤内科学［M］．北京：中国中医药出版社，2015：41-43．

［8］谢梦达，周春祥．《伤寒论》火逆变证对治疗放射性肠炎的指导意义［J］．吉林中医药，2016，36（2）：114-117．

［9］冯玉霞，张仁诚，胡文平，等．中医治疗放射性肠炎疗效的Meta 分析［J］．中国中西医结合消化杂志，2015，23（4），253-256．

［10］郑伟达，郑东海，郑伟鸿，等．放射性肠炎中医辨证治疗［J］．世界中西医结合杂志，2013，8（8）：844-845．

第三节　慢性腹泻

慢性腹泻是临床上的常见病症，一年四季均可发生，主要是指连续发生2个月以上或间断发生1个月以上的腹泻。临床表现主要为排便次数增多，每日3次以上，粪便稀溏或完谷不化，甚者泻出清稀如水样，常伴腹痛、里急后重等。西医认为此病大多是由肠腔内渗透压增高、肠道分泌物及炎性渗出物增多，肠道运动加快所导致的。临床实践证实，西医在治疗慢性腹泻方面疗效欠佳。

慢性腹泻属于中医"泄泻"、"久泄"的范畴，主要由于饮食失调、情绪不良、外部感染以及脏腑虚弱所引起，其症缓者为泄，其势急者为泻。《景岳全书·泄泻》曰："泄泻之本，无不由于脾胃。"《素问·阴阳应象大论》载："清气在下，则生飧泄，……湿胜则濡泄。"慢性腹泻病人迁延日久，久泄则虚，导致脾胃虚弱，运化水谷和精微乏力，湿浊停滞，影响中焦气机升降，升清泌浊失调，肠腑传化无权，则清浊不分，水谷精微夹杂而下，遂成泄泻。慢性腹泻病在脾胃，与肝肾密切相关。

运用中药汤剂保留灌肠，能使药物直达病所，充分发挥中药的局部消炎、解毒、生肌作用，从而提高疗效，缩短病程。

一、辨证论治

1. 脾胃虚弱

【症状】大便稀溏或完谷不化，腹痛腹胀，或腹中冷痛，喜温喜按，神倦肢软，少气无力，面色无华，甚则肛门下坠或脱出，舌淡或胖，脉沉迟或细无力。

【治法】健脾益气，祛湿止泻。

中药灌肠治疗

【处方】参苓白术散加减。党参15g、炒白术15g、茯苓20g、炒山药15g、炒薏苡仁30g、黄芪20g、黄连6g、干姜6g、盐补骨脂15g、麸炒苍术15g、诃子15g、砂仁6g、炙甘草6g。方中党参、炒白术、黄芪健脾；茯苓、炒山药、炒薏苡仁益气止泻，黄连、麸炒苍术清热燥湿；干姜、盐补骨脂温中止泻；诃子敛阴止泻；砂仁行气化湿、温胃；炙甘草调和诸药。

【制用法】上药浓煎300ml，药液温度在38℃左右，灌肠前嘱患者排空大便，缓慢注入药液，每次150ml。灌肠后抬高臀部，保留至少40min以上，早晚灌肠，15d为1个疗程。

2. 肝脾不和

【症状】大便稀溏，胸胁胀闷，嗳气食少，泻前腹痛，舌质淡红，苔白，脉细弦。

【治法】健脾疏肝，渗湿止泻。

中药灌肠治疗

【处方】痛泻要方加减。陈皮12g、白芍20g、防风15g、麸炒白术30g、当归

5g、木香10g、柴胡10g、茯苓20g、党参15g、炒薏苡仁30g、山药20g、甘草5g。方中防风辛温芳香，能渗湿舒脾，脾阳升而浊阴降，腑气畅通，湿邪得去，当归、白芍养血柔肝，以防血虚肝旺横逆犯脾，柴胡、木香、陈皮、疏肝理气，调畅气机；党参、麸炒白术、茯苓、山药、炒薏苡仁健脾补气，利湿止泻。

【制用法】上药浓煎300ml，药液温度在38℃左右，灌肠前嘱患者排空大便，缓慢注入药液，每次150ml。灌肠后抬高臀部，保留至少40min以上，早晚灌肠，15d为1个疗程。

3. 脾肾阳虚

【症状】腹部冷痛，下利清谷，夜半至黎明必腹泻1~2次，神色萎倦，畏寒肢软无力，舌淡或胖，脉沉迟或细无力。

【治法】温补脾肾，摄纳肾元，止泻健脾温肾，固涩止泻。

中药灌肠治疗

【处方】四神丸加减。补骨脂20g、肉豆蔻15g、吴茱萸15g、五味子15g、山药20g、芡实15g、茯苓15g、炒白术15g。方中补骨脂补命门之火；吴茱萸温脾肾、散里寒而燥湿；肉豆蔻行气消食、暖胃涩肠；五味子温肾涩精而固下元阳气，再加山药、茯苓、炒白术增加健脾温肾之功用，从而达到补火生土之目的。

【制用法】上药浓煎300ml，药液温度在38℃左右，灌肠前嘱患者排空大便，缓慢注入药液，每次150ml。灌肠后抬高臀部，保留至少40min以上，早晚灌肠，15d为1个疗程。

二、处方经验

现代实验表明，参苓白术散能增加肠管对水及氯化物的吸收，而且在大剂量时能抑制肠管的收缩，此类作用可能与参苓白术散促进水湿运化和治疗脾虚泄泻有关。痛泻要方有泻肝补脾缓急，调整肠胃神经功能，抑制胃肠蠕动之效。附子理中丸能够抑制回肠痉挛，尚可调节机体免疫功能，增强机体抗寒能力。故可以以黄芪20g、茯苓15g、白术10g、炙甘草5g、山药20g、薏苡仁30g为基本方进行保留灌肠，以补益脾胃、祛湿止泻。

随症加减：若寒凝积滞较甚，便下黏冻不爽，可加入肉桂、焦三仙、大黄；腹胀明显者，加厚朴、枳壳、木香；腹痛明显者，加炒白芍、元胡；腹部冷痛甚者，加附子、干姜；气虚下陷明显者，重用黄芪、党参、白术；有滑脱之象者，加诃子、石榴皮；若泻下黏滞不畅，臭秽，加黄芩、山栀；若久病体虚、脾气下陷者，加升麻、葛根；脓血黏液多者，加地榆、槐花；苔浊腻者，加佩兰、藿香；经行腹泻者，加益母草、香附。

[参考文献]

[1] 中华人民共和国卫生部. 中药新药临床研究指导原则 [S]. 北京：卫生部出版社，1993：126.

[2] 吴德峰. 寒温并用治疗慢性腹泻 32 例 [J]. 江苏中医药，2011，43（9）：44-45.

[3] 祝冬灿. 益黄散加味治疗小儿慢性腹泻64例 [J]. 浙江中医药大学学报，2010，34（5）：720-721.

[4] 陈小刚. 常用中草药临床新用 [M]. 广东：广东科技出版社，2005：71.

[5] 刘维新，于淑丽，王培忠，等. 参苓白术散补气健脾的初步探讨 [J]. 中成药研究，1982，23（8）：27-29.

[6] 吴志军. 参苓白术散加减治疗脾胃虚弱型慢性腹泻 30 例疗效观察 [J]. 中医药导报，2011，17（7）：108-109.

[7] 陈文莉，郭良集，莫宁，等. 加味痛泻要方对家兔体外结肠平滑肌的作用 [J]. 中国中西医结合消化杂志，2007，15（1）：38-40.

[8] 何庆忠. 附子理中丸加味治疗慢性腹泻 56 例 [J]. 陕西中医，2010，31（9）：1152.

第四节　先天性巨结肠

先天性巨结肠（Hirschsprung's disease，HD）是一种肠神经发育障碍性疾病，系小儿外科常见疾病之一，其发病率高居先天性消化道畸形第二位。新生儿期以胎便排出延迟、腹胀及呕吐为主要表现；儿童期则主要表现为顽固性便秘、腹胀及消瘦的不完全性功能性肠梗阻。先天性巨结肠是由多种因素共同影响发生的，如空气污染、细菌病毒感染或食品添加剂等，患儿由于肠管长期处于持续性的痉挛状态，肠管蠕动几近消失，导致肠管呈非器质性狭窄状态，粪便通过困难，进而形成功能性的肠梗阻，最终导致狭窄近端的结肠出现继发性的扩张、肥厚、细胞退化、变性，引起肠道梗阻加重，并形成恶性循环。

祖国医学对于先天性巨结肠并无记载，根据其临床表现多从便秘治之，以增液汤为基础方加味。部分医家认为先天性巨结肠"肠管持续痉挛"符合中医病机筋脉挛急，可从肝论治。临床患儿均有"巨结肠"病史，症状多自出生以来长期排便困难，大便不解，大便干结如羊粪，需辅助通便。

先天性巨结肠患儿应尽早恢复其消化、吸收功能，回流灌肠为非手术治疗的一种有效的治疗方案，还可用于巨结肠根治术的术前准备。

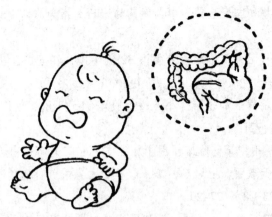

图5-2　先天性巨结肠

一、回流灌肠

1. 定义
回流灌肠即由肛门经直肠将相关液体灌入肠腔，然后抽吸、排出，反复多次灌洗，直至灌出液澄清。

2. 目的
将肠道积存的粪便清除，解除肠道梗阻，减轻患儿腹胀，同时还能减低肠管的压力，改善肠管的血液循环，减轻肠壁炎症反应，缩小扩张的肠管，从而促进患儿营养状况的改善。

3. 预评估
于灌肠前作阅片处理，了解病变部位方位、肠曲走向及狭窄段长度，对肛管插入深度有准确估计。

4. 灌肠液的选择
0.2%甲硝唑注射液；甲硝唑+庆大霉素；3：2：1混合液（蒸馏水：甘油：硫酸镁）；50%硫酸镁+甘油+温开水；注射用水+10%$NaCl$+$NaHCO_3$+KCl+甲硝唑+庆大霉素；中药灌肠液（重用厚朴）等。

5. 操作
充分暴露患儿肛门后实施插管，一次性橡胶肛管插入速度不宜过快，应缓慢、轻柔向肛门插入，切忌用力插入，在狭窄段应对橡胶管型号进行更换。在由狭窄处进行扩张处时有落空感，与此同时，肛管排出粪便及气体，用灌洗器抽取10~20ml温度为39℃~41℃灌肠液将其缓慢低压状态下注入患儿肠内，药液保留

30min以上。对灌入液量与排出量进行记录,灌出量应≥灌入量。

6. 疗程

患儿一般要经过7天左右的结肠灌洗,目的是使扩张的结肠尽量恢复到正常水平。

二、处方经验

采用厚朴和甲硝唑添加灌肠液回流灌肠,可有效地缓解临床症状,提高肠道清洗的清洁度,降低术后肠炎感染率,提高手术成功率和治愈率。现代药理学证实,甲硝唑杀菌力强,抗厌氧菌范围广,一般无毒性,副反应少,无耐药性,能够有效减轻肠黏膜的炎症反应,促进肠黏膜的修复,减轻腹胀、腹泻等症状。厚朴具有调节胃肠运动功能、促进消化液分泌、抗溃疡、保肝、抗菌等作用。综上,将厚朴和甲硝唑添加到改良灌肠液中进行回流灌肠可以有效增强肠道蠕动功能,促进肠道排便排气及扩张肠管的功能恢复,预防术后肠道麻痹,并有效预防肠道感染,最终达到减轻患儿痛苦的目的。

[参考文献]

[1]江逊.先天性巨结肠的诊断与治疗现状[J].中华实用儿科临床杂志,2013,28(7):559-560.

[2]曾庆玲.先天性巨结肠症回流灌肠术的研究进展[J].当代护士(下旬刊),2018,25(6):18-20.

[3]赵录,金先庆.先天性巨结肠手术进展[J].重庆医学,2012,41(27):2889-2891,2896.

[4]汤姝.先天性巨结肠结肠灌洗的护理体会[J].世界最新医学信息文摘:连续型电子期刊,2016,16(6):145-147.

[5]张瑾,蒋飞.先天性巨结肠症患儿术后排便相关并发症的影响因素分析[J].中华小儿外科杂志,2018,39(6):472-476.

[6]陈蔚,陆沈燕.先天性巨结肠患儿的临床护理难点分析及对策[J].中华妇幼临床医学杂志(电子版),2014,10(3):370-372.

[7]张金哲,潘少川,黄澄如.实用小儿外科学[M].杭州:浙江科学技术出版社,2003:798.

[8]黎潭辉,罗淑芳.从中药药理及临床探讨张仲景应用厚朴的合理性分析[J].亚太传统医药,2012,8(4):182-183.

［9］王松，范丽英，王兴丽，等. 新生儿先天性巨结肠术前甲硝唑回流灌肠的技术改进［J］. 当代医学，2010，16（33）：109-110.

［10］杨熙东. 厚朴的药理作用及临床应用［J］. 中国社区医师（医学专业），2011，13（26）：151.

第五节 大肠癌

大肠癌是全球最常见的消化道恶性肿瘤之一，具有发病率、死亡率高的特点。大肠癌是结肠癌、直肠癌和肛管癌的总称，是大肠黏膜上皮组织在环境、遗传等多种致癌因素作用下发生的恶性病变，病情复杂，预后多不良。大肠癌的好发部位以直肠和直肠乙状结肠交界部最多，其次是盲肠和升结肠，降结肠和横结肠不多见。大肠癌临床上主要表现为大便习惯或大便性状的改变，有黏液脓血便、便秘、腹胀、腹痛、食欲减退、神疲乏力、消瘦等。大肠癌的治疗原则以手术切除为主，因大肠癌的早期诊断率较低，故大多数患者确诊大肠癌时已是中晚期，因此多数大肠癌患者需给予综合保守治疗。

大肠癌在中医文献中早有类似记载，属于中医学"肠覃"、"肠澼"、"脏毒"、"癥瘕"、"积聚"、"锁肛痔"等范畴。《外科正宗》脏毒论指出："蕴毒结于脏腑，火热流注肛门，结而为肿，其患痛连小腹，肛门坠重，二便乖违，或泻或秘，肛门内浊，串烂经络，污水流通大孔，无奈饮食不餐，作渴之甚，凡见此未见其有生。"《外科大成》中提及锁肛痔："锁肛痔，肛门内外如竹节锁紧，形如海蜇，里急后重，便粪细而带扁，时流臭水，此无治法。"中医认为大肠癌是由六淫外侵，或七情内伤，或饮食不节，或劳倦内伤，导致机体阴阳失调，脏腑气血功能障碍，引起痰凝、湿聚、气滞、血瘀、热毒等病理状态的发生，日久而形成肠积。病理机制为本虚标实，本虚以脾肾亏虚为主，标实以湿热、瘀毒多见。

中药灌肠可直接作用于肠道，提高局部药物浓度，减少胃肠道反应，避免长期服用苦寒抗肿瘤中药而伤胃，是一种公认的疗效持久、安全可靠、独具特色的治疗方法。化疗联合中药灌肠，祛邪而不伤正，相辅相成，比单用西药治疗效果更好。

一、辨证论治

根据肿瘤科专病中医临床诊治，将大肠癌分为湿热内蕴型、瘀毒结阻型、脾肾阳虚型、气血两虚型、肝肾阴虚型，分别采用清肠饮、膈下逐瘀汤、附子理中汤合四神丸、八珍汤、知柏地黄丸加减治疗。梁昆等将中晚期结肠癌分为气滞血瘀证、脾虚气滞证、脾肾两虚证、气血两虚证、湿热下注证，分别用扶正化瘀解毒散、健脾消积汤、加味升血汤、十全大补汤、清肠饮加减治疗，均取得满意疗效。

陈爱飞等根据直肠癌的临床表现、病因病机等特点，对不愿手术或失去手术时机的中晚期患者，采用清肠消癌方灌肠的局部治疗方法，配合化疗治疗直肠癌，取得了良好的治疗效果。侯俊明教授根据临床经验自拟莪黄汤保留灌肠辅助治疗大肠癌，经验独到，疗效满意。雷赦尔等对原发或转移性大肠癌肠梗阻患者采用中药灌肠的方法治疗，临床效果显著。现将以上灌肠经验整理如下，供临床参考。

1. 邪实证（湿热型、瘀毒型）

【症状】腹部阵痛，腹胀不适，便下脓血，时有黏液，里急后重，便稀或溏，食欲不振，或发热寒战，舌暗红，有瘀斑，苔薄黄，脉滑数或弦数。

2. 正虚证（气血亏、阴阳虚）

【症状】气短乏力，形体消瘦，面色苍白，头晕目眩，腹痛，便溏，或肢冷、心烦，舌质淡，苔薄白，脉细弱。

中药灌肠治疗

【治法】化瘀解毒、健脾益气、扶正祛邪、行气通腑。

清肠消癌方

【处方】苦参30g、白花蛇舌草30g、蛇莓30g、蟾皮5g、地锦草30g、败酱草30g、红藤15g、丹参15g、穿山甲5g、薏苡仁30g、白术20g、枳壳10g。方中苦参、白花蛇舌草、蛇莓、蟾皮、地锦草、败酱草清热解毒，红藤、穿山甲、丹参化瘀解毒，薏苡仁、白术、枳壳健脾理气。

【制用法】上药水煎取汁100ml，患者先排便，用小枕抬高臀部10~20cm，将中药液加温至38℃，用导尿管插入直肠内15cm以上，每次50ml，早晚各1次，10min内灌完，保留2h以上。每日1剂，3周为一周期，共治疗2个周期。

莪黄汤

【处方】莪术20g、大黄20g、昆布20g、薏苡仁20g。方中莪术辛散苦泄温通，主破血祛瘀、消癥化积、行气止痛，是为君药；大黄苦寒沉降，主下瘀血、破痰实、通脏腑、降湿浊、清瘀热、泻热毒，是为臣药；君臣相配，可加强破血、散瘀、消癥、解毒之效；昆布消痰、软坚、散结；薏苡仁健脾、渗湿、排脓，两药相佐，可起到行气祛瘀、软坚散结之功。

【制用法】上药水煎取汁100ml，于排便后将中药液加温至38℃保留灌肠，早晚各1次，每次保留20min以上，连续治疗2周。

小承气汤加味

【处方】生大黄15g、熟大黄15g、莱菔子50g、厚朴30g、枳实30g、木香10g、青皮10g、陈皮10g、丁香10g、炮姜10g。方中生大黄和熟大黄配合，一急一缓，通里攻下；青皮、木香、陈皮行气；红花、赤芍活血化瘀；败酱草、蚤体解毒抗癌；枳壳、厚朴行气除满；丁香、炮姜通畅气机，制约大黄的凉性。

【制用法】上药水煎取汁100ml，于排便后将中药液加温至38℃保留灌肠，早晚各1次，每次1剂，每次保留30min以上，直至肠梗阻症状明显缓解。

二、处方经验

现代药理研究表明，清肠消癌方中苦参、白花蛇舌草、蛇莓、蟾皮具有抗肿瘤，升高白细胞，增加免疫力等双向调节作用。丹参、红藤、穿山甲具有改善血液流变性，降低血液黏度，抑制血小板和凝血功能，激活纤溶，对抗血栓形成作用。莪黄汤中莪术挥发油制剂对多种癌细胞既有直接破坏作用，又能通过免疫系统使特异性免疫增强而获得明显的免疫保护效应，从而具有抗癌作用。大黄素可抑制多个系统的肿瘤细胞生长，诱导多种肿瘤细胞发生凋亡。昆布提取物对于人体KB癌细胞有明显的细胞毒作用，对S180肿瘤有明显的抑制作用，并能提高机体免疫力，促进机体的细胞免疫。薏苡仁煎剂、醇及丙酮提取物对癌细胞有明显抑制作用。故可以清肠消癌方、莪黄汤为基本方随症加减进行保留灌肠，以化瘀解毒、健脾益气、扶正祛邪。对于原发或转移性大肠癌肠梗阻患者可以小承气汤加味为基本方随症加减进行保留灌肠，以化瘀解毒、行气通腑。

随症加减：若放化疗后副反应明显，伴食欲不振、倦怠乏力等，常用药有党参、太子参、黄芪、麦冬、生地、阿胶、当归等；若血瘀甚者，可加赤芍、红花；若热毒甚者，可加蚤休、败酱草；腹痛明显者，可加川芎、延胡索、乳香；若血瘀明显者，可加三七、红花、桃仁、延胡索；若大便出血者，可加槐花、地榆；若黏液量多者，可重用黄连、黄芩。

［参考文献］

［1］刘亚娴. 中西医结合肿瘤病学［M］. 北京：中国中医药出版社，2005：

303-305.

［2］李忠. 专科专病名医临证经验丛书. 肿瘤［M］. 第2版. 北京：人民卫生出版社，2006. 139.

［3］杨阳. 中医药对直肠癌治疗进展研究［J］. 辽宁中医药大学学报，2013，15（6）：238-240.

［4］戚益铭，沈敏鹤，阮善明，等. 大肠癌中医证候规律及临床证治用药研究进展［J］. 辽宁中医药大学学报，2014，16（11）：123-125.

［5］刘伟胜，徐凯. 肿瘤科专病中医临床诊治［M］. 北京：人民卫生出版社，2005：406.

［6］梁昆，刘城林，朱彬彬. 辨证论治配合化疗治疗中晚期结肠癌疗效观察［J］. 现代诊断与治疗，2015，26（21）：4819-4821.

［7］孙燕，赵平. 临床肿瘤学进展［M］. 北京：中国协和医科大学出版社，2006. 168.

［8］高学敏. 中药学［M］. 第4版. 北京：中国中医药出版社，2004. 115，376.

［9］陈爱飞. 清肠消癌方灌肠联合化疗治疗晚期大肠癌56例观察［J］. 实用中医药杂志，2011，27（12）：842.

［10］张锐，董斐斐，权文娟，等. 侯俊明教授运用莪黄汤保留灌肠辅助治疗大肠癌经验探析［J］. 内蒙古中医药，2016，35（08）：53-55.

［11］雷麸尔. 中药灌肠治疗原发或转移性大肠癌肠梗阻临床研究［J］. 亚太传统医药，2015，11（9）：85-86.

［12］曹燕亚，左文英，张俊，等. 大黄素对人结肠癌HT-29细胞体外增殖的抑制作用［J］. 上海中医药杂志，2012，46（9）：81-84.

第六节　缺血性肠病

缺血性肠病（ischemic bowel disease，IBD）是由急性或慢性肠道血流供应不足而导致的一组缺血性肠道损害，可不同程度地累及小肠、部分大肠或全部肠段。本病常在动脉硬化的基础上发生，可分为非血管闭塞性和血管闭塞性肠缺血。临床表现与缺血的原因、范围、程度、时间以及侧支循环的建立有密切关系，常以急、慢性腹痛为首发症状，早期多表现为腹痛、腹泻、血便，持续加重者会出现肠麻痹、腹膜刺激征等表现。任何原因造成营养肠道的动脉或静脉血流障碍都会导致相应的肠道发生缺血性损伤，从而引起缺血性肠病。血管自身病变、血容量不足、血液的高凝状态是肠道缺血的两大病理基础。常见病因有动脉栓塞、动脉血栓形成、肠系膜静脉血栓形成及非闭塞性因素。

祖国医学对于缺血性肠病并无明确记载，根据其临床表现不同，可归属于"肠风""血证""腹痛"范畴。唐氏在《血证论》有云："血家腹痛多是瘀血""瘀血在中焦，则腹痛胁痛；瘀血在下焦，则季胁、少腹胀满刺痛，大便色黑"，认为本病多为血不循经，血溢脉外，瘀血阻络，不通则痛。病机在于气虚血瘀，气虚为本，血瘀为标，出血为症，将本病形象地称之为"肠中风"。本病起病急，腹痛，便血，或伴有发热，里急后重，多为湿热蕴结肠中，肠道气机阻滞，气血失调，病变部位多在脾胃、大肠。

本病病位在大肠，中药灌肠可使药物直达病所，以达到泄热通便，活血化瘀之效，有效促进局部病变的修复。

一、辨证论治

张兆清等将本病分为湿热下注型、气滞血瘀型、脾肾阳虚型、脾胃虚弱型、肝旺脾弱型，分别采用白头翁汤、膈下逐瘀汤、温肾健脾汤、补中益气汤、抑肝散加减治疗，均取得满意疗效，其中以湿热下注型效果最佳。刘红华等针对本病的病因病机，自拟清热祛湿益气方治疗缺血性肠病，该方既可益气健脾以治本，又可清热祛湿，行气活血，止血止痢以治标，灌肠或口服均取得了良好的疗效。根据相关文献资料，本人整理出以下综合辨证灌肠方，供临床参考。

【症状】腹痛、腹泻，大便带血，血色暗红或鲜红，并有里急后重感，烦躁，口干口苦，粪便褐黄，小便短赤，舌红，苔黄腻，脉滑数。持续加重者会出现肠麻痹、腹膜刺激征等表现。

【治法】清热祛湿、益气活血、行气止痛。

中药灌肠治疗

【处方】白头翁10g、白芍10g、白术10g、黄芩10g、黄柏10g、黄连6g、当归10g、木香10g、延胡索10g、三七10g、黄芪10g、肉桂3g、茯苓10g、炙甘草6g。方中白头翁苦寒，清热凉血止痢，善清胃肠湿热及血分热毒；白术益气健脾祛湿；白芍缓中止痛，敛阴养血，治疗泻痢腹痛；黄芩、黄连、黄柏均能清热祛湿；黄芪、茯苓益气健脾、利水渗湿；木香、延胡索化瘀止痛、行气活血；三七化瘀止血、活血定痛；当归与白芍合用，养血益阴，行血活血；肉桂鼓舞气血，又能防止苦寒药物太过；炙甘草缓急止痛，调和诸药。

【制用法】上药浓煎取汁约200ml，待药物温度适宜后灌肠，每次约100ml，早、晚2次保留灌肠，肛内保留至少30min，至患者肠功能恢复后停止灌肠，改中药水煎剂口服。

二、处方经验

现代药理研究表明，白头翁能促进肠黏膜的修复，又有一定的抗菌作用；白芍对胃肠运动有一定的调节作用，在一定程度上可抑制消化道细菌的繁殖；白术有调节胃肠平滑肌的作用；黄芩可抗炎抑菌，还可抑制肠蠕动，其有效成分黄芩素及汉黄芩素还有抗凝及抗血小板聚集的作用；黄连能抑制胃液分泌，还可抗腹泻；黄芪能扩张冠状动脉以及外周血管，降低血小板的粘附力，减少血栓的形成，同时能显著促进正常机体的抗体生成功能；茯苓有增强机体免疫功能的作用，且能镇静安神，抑菌抗炎；炙甘草可降低肠管的紧张度，减少收缩的幅度，还有增强机体免疫力的作用。故可以以白头翁10g、白芍10g、白术10g、黄芩10g、黄连6g、黄芪10g、茯苓10g、炙甘草6g为基本方进行保留灌肠，以清热祛湿、益气活血、行气止痛。

随症加减：若腹痛明显者，可加白芷、延胡索、乳香；若血瘀明显者，可加三七、延胡索；若气血亏虚明显，可重用黄芪、人参、炙甘草；若坠胀便意不尽为主者，可加枳实；若瘙痒为主者，可加蛇床子、白鲜皮；若湿热盛者，可加绵茵陈、薏苡仁、泽泻；若阴虚火盛者，可加玄参、生地黄；若大便出血者，可加槐花、地榆；若黏液量多者，可重用黄连、黄芩。

[参考文献]

[1]张兆清，孙明晓. 中西医结合治疗缺血性肠病80例[J]. 山东中医杂志，1998，17（9）：28-29.

[2]卞慧，唐志鹏，龚雨萍，等. 中药治疗缺血性结肠炎1例[J]. 中国中西医结合消化杂志，2011，（03）：202-203.

[3]郭广英，姜瑞琴，卢干，等. 中西医结合治疗缺血性结肠炎31例临床观察[J]. 白求恩医学杂志，2014，12（2）：194-195.

[4]姚郑，陆帅. 丹红注射液的临床应用研究进展[J]. 实用心脑肺血管病杂志，2011，19（11）：1833-1834.

[5]姜峰玉，陈定法，孙抒. 白头翁的研究现状和临床应用[J]. 医学综述，2009，15（24）：3785-3787.

[6]张根荣. 黄芪的现代药理研究及其临床应用[J]. 中国中医药现代远程教育，2010，8（23）：68.

［7］林燕，黄嘉鹏．茯苓有效成分的药理作用研究进展［J］．中外健康文摘，2010，7（9）：271-272．

［8］王红，田明，王淼等．延胡索现代药理及临床研究进展［J］．中医药学报，2010，38（6）：108-110．

［9］黄文琴．三七的临床应用功效及药理分析［J］．医学信息（中旬刊），2011，03（04）：304．

［10］于辉，李春香，宫凌涛等．甘草的药理作用概述［J］．现代生物学进展，2006，6（4）：77-79．

第七节　肛周脓肿

肛门直肠周围脓肿（perianal and perirectal abscesses），简称肛周脓肿，分为低位肛周脓肿和高位肛周脓肿，是肛门直肠周围软组织急性化脓性感染的结果。临床表现为肛周持续性疼痛，呈胀痛或跳痛，局部红肿，皮温升高，压痛明显，可伴有发热，乏力等全身症状，脓肿破溃脓出后可形成肛瘘。肛周脓肿在任何年龄均可发病，但多见于20~50岁中青年，男性多于女性，婴幼儿也可发病，西医学认为绝大部分肛周脓肿源于肛腺的感染，炎症沿肛腺导管至肛门腺体，继而向肛门直肠周围间隙组织蔓延所致。其致病菌多为大肠杆菌，其次为金黄色葡萄球菌和链球菌，偶有厌氧细菌和结核杆菌。临床多将其作为一种急症处理，及时积极的治疗不但能减轻患者痛苦，还可避免病情加重和复杂化。

肛周脓肿归属于中医"肛痈"的范畴，中医学对本病的病因早有论述，主要分为两点，其一外感邪气，《灵枢·痈疽篇》提到了"寒邪客于经络之中则血泣，血泣则不通，不通则卫气归之，不得复返，故生痈肿"。其二饮食不节，《外科正宗》中曾论述"夫脏毒者，醇酒厚味，勤劳辛苦，蕴毒流注肛门结成肿块"。病机多为感受外邪，随血下行，蕴结肛门或过食醇厚，湿热内生，下注大肠，阻滞经络，气血凝滞而成肛痈。初期火毒炽盛当"以消为贵"；中期火毒炽盛应以清热解毒透脓为主；后期脓出阴虚毒恋，法当养阴清热，祛湿解毒。

中药灌肠治疗可以使清热解毒、消肿排脓或养阴清热的中药直达病所，疗效显著。

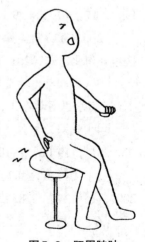

图5-3　肛周脓肿

一、辨证论治

1. 热毒蕴结

【症状】肛门周围突然肿痛，持续加剧，伴有恶寒、发热、便秘、溲赤；肛周红肿，触痛明显，质硬，皮肤焮热；舌红，苔薄黄，脉数。

【治法】清热解毒。

中药灌肠治疗

【处方】黄连10~20g、黄芩10~20g、黄柏10~20g、栀子15~20g、连翘10~20g、金银花15~20g、白芷15~20g、贝母10~20g、防风10~20g、赤芍药15~20g、当归15~20g、天花粉10~15g、乳香10~15g、没药10~15g、陈皮10~15g。

【制用法】文火煎煮，得药液200ml，早晚2次灌肠，药液保留时间为30分钟。

2. 火毒炽盛

【症状】肛周肿痛剧烈，持续数日，痛如鸡啄，难以入寐；伴恶寒发热，口干便秘，小便困难；肛周红肿，按之有波动感或穿刺有脓；舌红，苔黄，脉弦滑。

【治法】清热解毒透脓。

中药灌肠治疗

【处方】黄芪20~25g、山甲（炒）15~20g、川芎10~15g、当归10~15g、皂角刺15~20g。

【制用法】文火煎煮，得药液200ml，早晚2次灌肠，药液保留时间为30分钟。

3. 阴虚毒恋

【症状】肛周肿痛，皮色暗红，成脓时间长，溃后脓出稀薄，疮口难敛；伴有午后潮热，心烦口干，盗汗；舌红，苔少，脉细数。

【治法】养阴清热，祛湿解毒。

中药灌肠治疗

【处方】青蒿15~20g、鳖甲20~25g、细生地15~20g、知母10~15g、丹皮15~20g、苍术15~20g、黄柏20~25g、牛膝15~20g。

【制用法】文火煎煮，得药液200ml，早晚2次灌肠，药液保留时间为30分钟。

二、处方经验

现代药理学证实，黄连具有广谱抗菌活性，对金黄色葡萄球菌、白喉杆菌、肺炎链球菌等革兰阳性菌和大肠杆菌、霍乱弧菌、伤寒杆菌、结核杆菌、肺炎克雷伯菌、淋球菌等革兰阴性菌敏感；生地能扩张血管，减低毛细血管的通透性，抑制血管内皮炎症；当归中的多糖能提高单核巨噬细胞的吞噬功能，能增强机体的非特异性免疫功能；栀子苷不仅可抑制炎症早期水肿和渗出，可抑制炎症晚期的组织增生和肉芽组织生成，而且能发挥镇痛作用。故可以以黄连10~20g、生地15~20g、当归15~20g、栀子15~20g为基本方进行保留灌肠，以清热解毒、消肿排脓。

随症加减：若肺虚者，加沙参、麦冬；若脾虚者，加白术、山药、扁豆；若肾虚者，加龟板、玄参。

［参考文献］

［1］李曰庆，陈红风，崔学教，等.中医外科学［M］.北京：中国中医药出版社，2017：242-243.

［2］谢杰斌，陈荣，郑晨果，等.肛周脓肿细菌谱及药敏变化特点［J］.中华医院感染学杂志，2013，23（01）：95-96+149.

［3］张崇翠.中药黄芪、黄芩有效成分的体外抑菌作用分析［J］.心理月刊，2019，14（19）：206.

［4］冯文涛，韩耀国，孙芳园，等.中药灌肠法的临床应用研究进展［J］.世界中西医结合杂志，2020，15（08）：1565-1568.

［5］王朴.生地黄的现代药理研究与临床应用［J］.中国中医药现代远程教育，2008（08）：986.

［6］曹颜冬.当归化学成分及药理作用的分析［J］.世界最新医学信息文摘，2019，19（02）：93+95.

［7］王亭.中药栀子有效成分及药理作用的研究进展［J］.中国药师，2015，18（10）：1782-1784.

［8］盖晓红，刘素香，任涛，等.黄连的化学成分及药理作用研究进展［J］.中草药，2018，49（20）：4919-4927.

［9］余园媛，王伯初，彭亮，等.黄连的药理研究进展［J］.重庆大学学报：自然科学版，2006，29（2）：107-111.

［10］Yan D, Xiao X H, Jin C, et al. Microcalorimetric investigation of the effect of berberine alkaloids from CoptischinensisFranch on Staphylococcus aureus growth［J］. Sci China Chem, 2008, 51（7）: 640-645.

第八节 慢性直肠炎

慢性直肠炎是一种病变主要累及直肠黏膜和黏膜下层的慢性非特异性炎症。临床主要以下腹痛、便意频繁、里急后重、黏液脓血便、肛门及直肠坠胀不适感、便秘与腹泻交替出现为主要表现。由于本病症状多呈持续性，病程迁延，反复发作，日久症状渐重，甚则出现心烦、焦躁等全身症状。

中医学认为本病属于"肠风""泄泻""肠澼"等病症范围，是由于饮食劳逸失度、外感六淫、痰饮瘀血、七情内伤等因素所致脾胃运化失常，湿热侵入大肠，与气血相搏，大肠气血阻滞，日久而成本病。

一、辨证分型

1.脾虚湿盛

【症状】食少，腹痛、腹胀，肛门坠胀，便溏不爽，或伴有黏液及血丝，或腹泻与便秘交替，身体困重；舌质红，苔黄腻或黄滑，脉滑数。

【治法】滋阴助阳，和胃降浊。

中药灌肠治疗

【处方】党参30g、黄芪30g、白花蛇舌草30g、白芍15g、地榆20g、吴茱萸10g、五灵脂10g、白及10g，联合奥硝唑氯化钠注射液保留灌肠。

【制用法】浓煎100ml，药液温度保持在37℃~39℃，灌肠器插入肛门15cm左右，缓慢注入药液，灌肠完毕患者左侧静卧20min，1次/d，连续治疗4周。

2.湿热蕴结

【症状】腹泻、黏液脓血便，腹痛或里急后重，肛门灼痛，舌苔黄厚或腻，身疲体倦、沉困、嗜睡、乏力，口干口苦，脉滑数或濡数。

【治法】清热化湿，调气行血。

中药灌肠治疗

【处方】芍药30g、黄连15g、黄芩15g、当归10g、槟榔6g、木香6g、大黄9g、肉桂5g、炙甘草10g。

【制用法】浓煎100ml，药液温度保持在37℃~39℃，灌肠器插入肛门15cm左右，缓慢注入药液，灌肠完毕患者左侧静卧20min，1次/d，连续治疗4周。

二、处方经验

慢性直肠炎灌肠的基础方为芍药汤，芍药汤具有调气活血、清热利湿之功效，其中黄芩、黄连清热解毒燥湿，取其"热者清之"之义，正如《医宗必读》所云："热淫所至，暴注下迫，苦寒诸剂，用涤燔蒸，犹当溽暑伊郁之时，而商飚飒然倏动，则炎熇如失矣"芍药、当归柔肝理脾、调和气血、活血补血；木香、槟榔行气导滞止痛；四药相合，体现"行血则便脓自愈，调气则后重自除"。少量肉桂取其温通之用，调气和营，引寒凉药物，直达为佐助；炙甘草调和诸药。诸药合用，共奏清热、燥湿、祛瘀、调和气血作用。芍药汤中已确定的成分均有保护肠黏膜屏障、参与肠道免疫、改善肠道微生态等作用。能够修复肠黏膜从而减轻腹痛、腹泻等，作用更直接，效果更明显。

兼脾肾阳虚者，当补肾益脾，加黄芪、党参各30g，五味子15g，白术、豆蔻、熟附子、升麻各10g。

兼血瘀内停者，当益气活血化瘀，方用炙黄芪30g，赤芍、佛手、香橼、台乌药各12g，王不留行、木香各10g，木香后下。

辨证以实证为主者灌肠方可用白头翁30g，黄柏10g，黄连6g，白芍10g，甘草6g，防风10g，地榆10g，枳壳10g，加水至800ml，煎至100ml，滤过后保留灌肠，每日1~2次。

辨证以虚证为主者用黄芪30g，党参30g，白及10g，地榆10g，黄连2g，白头翁10g，银花10g，白芍10g，赤石脂10g，乌梅10g，甘草5g，加水至1000ml，煎至150ml，滤过后，经肛门注入肠内，每次50~100ml，每日1~2次。

[参考文献]

[1] 唐俊，方园园，段垚. 中西医结合治疗慢性溃疡性直肠炎的临床观察 [J]. 中西医结合研究，2019，11（04）：208-210.

[2] 王红庆，刘松林. 芍药汤保留灌肠治疗湿热蕴结型慢性直肠炎的临床观察 [J]. 内蒙古中医药，2019，38（07）：59-60.

[3] 董艳，曹永清，陆金根. IL-6/STAT3信号通路在溃疡性结肠炎发病中的机制及香连丸对其的干预作用 [J]. 上海中医药杂志，2016，50（6）：75-79.

[4] 陈晓峰，谢君. 不同芍药甘草配伍用于溃疡性结肠炎的治疗作用及机制研究 [J]. 湖南中医药大学学报，2017，37（10）：1074-1077.

[5] 贲金梭. 中药协定方灌肠结合辨证分型治疗慢性直肠炎疗效观察 [J]. 内蒙古中医药，2015，34（11）：113.

第九节　肠易激综合征

肠易激综合征是一种功能性肠病，以腹痛、腹胀或腹部不适为主要症状，排便后症状多改善，常伴有排便习惯［频率和（或）性状］的改变，缺乏临床常规检查可发现的能解释这些症状的器质性病变。其特点是肠道黏膜并无器质性病变，但对刺激的生理反应异常，以至肠道平滑肌的功能反常。根据临床特点可分为腹泻型、便秘型、腹泻便秘交替型。本病发病率较高，多见于青壮年人，我国女性多于男性。50岁以后首次发病者少见。本病病因和发病机制尚不十分清楚，临床研究与胃肠动力学、内脏感觉异常、精神因素、感染、食物不耐受等多种因素有关。临床表现以腹痛为最常见的症状，位置不固定，以下腹部和左下腹部多见，也可见于脐周。性质多样，程度各异。同时多伴有排便异常，可见腹泻、便秘或腹泻与便秘交替，伴有腹胀、嗳气、胃灼热、恶心等，部分患者出现失眠、焦虑、头痛、抑郁等症状。多无阳性体征，结肠痉挛者可在相应部位扪及条索状的结肠，可有压痛。腹泻者可见肠鸣音亢进。

肠易激综合征在中医学中无明确病名，尚无单一中医病名可完全概括该病。临床上常根据患者主症不同，将其归属于"腹痛""泄泻"范畴。宋金元时期，首次出现"泄泻"病名，陈无择在前人的经验上加以阐述发挥，亦有所创新，创立"三因论"分论泄泻病因，在《三因极一病证方论·泄泻叙论》中提出："喜则散，怒则激，忧则聚，惊则动，脏器隔绝，精神夺散，必致溏泄，皆内所因。本病中医辨证治疗效果较好，尤其采用灌肠疗法，清利肠道内环境，疗效更佳。

一、辨证分型

1. 肝脾不和

【症状】胸胁胀痛、情志抑郁、常叹息或急躁易怒，纳呆腹胀、便溏不爽、肠鸣矢气，舌苔白或腻、脉弦。

【治法】疏肝理气，活血止痛。

中药灌肠治疗

【处方】柴胡5g、枳实6g、白芍24g、青皮6g、香附10g、川楝子10g、延胡索10g、甘草6g、火麻仁10g。

【制用法】上述方剂煎取200ml，每晚睡前保留灌肠1次，14天为1个疗程。

2. 脾胃虚弱

【症状】泄泻时轻时重、时发时止、大便稀溏、色淡无臭味、且便中夹有不消化的食物残渣、食后易泻、腹胀、腹部隐痛、食欲不振、面色萎黄、神疲倦怠、形体瘦弱、舌质淡、苔薄白和脉虚无力。

【治法】健脾益气、助运化湿。

中药灌肠治疗

【处方】党参20g、白术20g、薏苡仁30g、茯苓20g、泽泻12g、葛根10g。

【制用法】上述方剂煎取200ml，每晚睡前保留灌肠1次，14天为1个疗程。

二、处方经验

灌肠的方法多用于便秘患者，鲜有用于腹泻病的治疗。中药灌肠的治疗思路，是将药物直达病所，从而能够针对肠道起到治疗作用，而现代研究也证实直肠、结肠用药比口服中药吸收更快。

常随情志改变而发作或加重，舌红，苔白，脉弦者加麻黄10g、秦皮15g、苍术15g、苦参30g、土茯苓30g、独活15g、防风10g、薄荷10g、香附15g、白芍30g。腹痛重者加延胡索12g。

泻下黏滞不畅，或肠鸣矢气，或痞满嗳气加黄芪15g、升麻5g、苍术6g、蔻仁4g、炒白术10g、白芍12g、陈皮6g、防风9g。

大便黏滞不畅，或秘或溏，头蒙身重，精神抑郁，舌红，苔腻，脉濡缓者，加苦参30g、苍术15g、厚朴12g。

[参考文献]

[1]吴师贤，陈一斌.腹泻型肠易激综合征的中西医治疗进展[J].中医临床研究，2019，11（34）：145-148.

[2]吴寒，张振玉.肠易激综合征东西方指南对比解读[J].胃肠病学和肝病学杂志，2019，28（09）：961-967.

[3]乔敏，闫风.中药灌肠治疗腹泻型肠易激综合征的临床研究[J].中医学报，2013，28（01）：124-125.

第十节　息肉病

大肠息肉是一种起源于肠黏膜上皮层的突向肠腔内的隆起性病变，是可以发生于结直肠任何部位的常见疾病。分为肿瘤性和非肿瘤性，前者又称腺瘤性息肉，包括管状、绒毛状、管状绒毛状腺瘤；后者包括增生性、炎症性息肉和错构瘤性息肉。大肠腺瘤性息肉与大肠癌的发生、发展有着密切的关系，息肉-腺瘤-癌序贯演变学说已得到医学界的一致公认，然而大肠息肉的高复发率至今尚未解决。

中医学认为大肠息肉病主要隶属于中医的"肠癖""泄泻""便血""肠瘤"等范畴。由于这种疾病病因比较复杂，大多是由于饮食不节制、情志内伤等因素，导致患者脾胃运化失常甚至失停，这种情况下，湿热痰浊内生，患者自身气血瘀滞，长此以往，必然形成息肉。与患者自身禀赋不足、正气内虚、饮食不加节制、损伤脾胃等因素存在必然的联系。

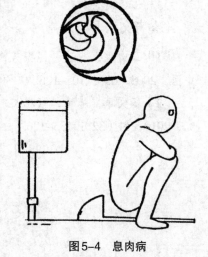

图5-4 息肉病

一、辨证分型

1. 湿热下注

【症状】便血或滴血，或大便带血，伴有黏液，色鲜红或暗红，息肉脱出或不脱出肛外；兼有下腹胀痛，纳呆，大便不畅，小便黄，口干，舌红，苔黄腻，脉滑数。

2. 气滞血瘀

【症状】肿物脱出肛外，不能回纳，疼痛甚，息肉表面紫暗；兼有腹胀腹痛，纳呆，嗳气，大便不畅等；舌质暗红，苔黄，脉弦涩。

3. 脾气亏虚

【症状】肿物易脱出肛外，表面增生粗糙，或有便血，肛门松弛，兼有腹痛绵绵，纳呆，便溏，面色萎黄，心悸乏力；舌质淡，苔薄白，脉细弱。

中药灌肠治疗

中医治疗：可采用内服和灌肠。内服方以解毒、活血、消坚为主。根据临床辨证施治，血虚者补血，气滞者调气，并予灌肠方，保留灌肠。

灌肠：乌梅12g、贯众15g、五倍子9g、夏枯草30g、半枝莲15g、槐角9g。

【制用法】水煎浓缩100ml，每晚保留灌肠1次，10天为1疗程。

二、处方经验

乌梅含有萜类和有机酸类等多种成分，其主要功能为抑菌、镇咳、安蛔、抗肿瘤、抗过敏、抗氧化和抗生育等。乌梅有效成分熊果酸有抗肿瘤作用。乌梅水提液、醇提液具有抑制人原始巨核白血病细胞和人早幼粒白血病细胞生长的作用，对这两种细胞的克隆形成都有不同程度的抑制作用、呈一定的量效关系。

［参考文献］

［1］马晓霖，肖政，饶振芳，等．结肠息肉病因病机及临床证治浅探［J］．新中医，2008（05）：105-106.

［2］杨文革，陈峭，张志杰，等．大肠息肉中医药研究进展［J］．中医临床研究，2019，11（32）：133-136.

第六章 泌尿生殖疾病

第一节 盆腔炎性疾病及后遗症

盆腔炎性疾病（pelvic inflammatory disease，PID）指女性上生殖道的一组感染性疾病，主要包括子宫内膜炎、输卵管炎、输卵管卵巢脓肿、盆腔腹膜炎等。炎症可局限于一个部位，也可同时累及几个部位，其中又以输卵管炎、输卵管卵巢炎最常见。临床表现多以疼痛为主，约90%以上患者出现该症状。盆腔炎性疾病多发生在性活跃的生育期妇女，初潮前、无性生活和绝经后妇女很少发生盆腔炎性疾病，即使发生也常是邻近器官炎症的扩散。盆腔炎性疾病的病原体有外源性及内源性两个来源，两种病原体可单独存在，但通常为混合感染。盆腔炎性疾病若未能得到及时彻底治疗，就会变成慢性，发生遗留病变。"盆腔炎性疾病"和"盆腔炎性疾病后遗症"既往分别称为"急性盆腔炎"和"慢性盆腔炎"。该病可导致不孕、慢性盆腔痛，炎症反复发作，缠绵难愈，从而严重影响妇女的生殖健康，且增加家庭与社会经济负担。

《金匮要略·妇人杂病脉证并治》云"妇人中风，七八日续来寒热，发作有时，经水适断，此为热入血室，其血必结，故使如疟状，发作有时。"又说："妇人腹中诸疾痛，当归芍药散主之。"此二条经文的阐述，可理解是临床症状的最早记载。根据该病的临床特点，将其归于"腹痛"、"带下病"、"经病疼痛"、"癥瘕"等范畴。病因病机为冲任、胞宫感受邪毒，寒湿之邪侵袭后郁久化热或湿热之邪入侵，使气血壅滞、阻塞胞宫胞脉。临床表现为小腹坠胀痛，腰骶酸痛，阴道分泌物增多，病情严重者可出现高热、寒战、头痛等症状。

中药灌肠治疗作为有效的药物给予手段，长期有效率可达86.5%~96.0%，其作用机理优势为：①中药药液与肠壁的直接充分接触，利用肠壁优秀的半透膜渗透性作用，使得患者的盆腔粘连有所松懈，进而使得患者病患部位的炎症得以消除，并可以有效改善盆腔微循环状况，使得炎症吸收有显著改善；②灌肠方式使用时能够有效避免口服方式对胃肠道可能带来的不良刺激作用，并减少了肝脏等代谢负担，促进了药物吸收效率；③使用较为简单，因不良反应较少而患者易于接受。

一、辨证论治

1. 热毒炽盛证

【症状】高热，恶寒或寒战，下腹部疼痛拒按，带下量多，色黄或赤白兼杂，质黏稠，味臭秽；大便秘结，小便短赤，咽干口苦，或月经量多，淋漓不尽，精神不振；舌红，苔黄厚或黄燥，脉滑数或洪数。

【治法】清热解毒，利湿排脓。

中药灌肠治疗

【处方】金银花15~30g、野菊花20~30g、蒲公英20~30g、紫花地丁15~20g、紫背天葵15~20g、大黄5~15g、牡丹皮15~25g、桃仁10~15g、冬瓜子10~20g、芒硝2~10g。

【制用法】浓煎至100ml，保留灌肠，每晚排空大小便后进行，每晚1次，缓慢滴入或灌入，保留时间越长越好，最短不宜少于20分钟，经期停用，孕妇禁用。

2. 湿热瘀阻证

【症状】下腹隐痛，或少腹疼痛拒按，痛连腰骶，或阴部坠胀，经行或劳累时加重；月经经量多，伴痛经；带下量多，色黄，质黏稠，有臭气；小便黄赤，大便干结或溏而不爽伏，胸闷纳呆，婚久不孕；舌红，苔黄腻，脉滑数。

【治法】清热除湿，化瘀止痛。

中药灌肠治疗

【处方】金银花15~30g、连翘15~30g、升麻10g、红藤15~30g、蒲公英15~30g、生鳖甲15~30g、紫花地丁15~30g、生蒲黄15~20g、椿根皮15~20g、大青叶15~20g、茵陈10~20g，琥珀末3~5g。

【制用法】浓煎至100ml，保留灌肠，每晚排空大小便后进行，每晚1次，缓慢滴入或灌入，保留时间越长越好，最短不宜少于20分钟，经期停用，孕妇禁用。

3. 气虚血瘀型

【症状】下腹疼痛或坠痛，缠绵日久，痛连腰骶，经行加重；经期延长，月经量多；带下稀；神疲乏力，食少纳呆，精神萎靡，少气懒言，面色㿠白；舌淡暗，或有瘀点瘀斑，脉弦涩无力。

【治法】益气健脾，化瘀散结。

中药灌肠治疗

【处方】生黄芪15~30g、党参15~30g、炒白术15~30g、山药20~30g、天花粉

15~20g、知母10~20g、三棱10~20g、莪术10~20g、生鸡内金10~20g。

【制用法】浓煎至100ml，保留灌肠，每晚排空大小便后进行，每晚1次，缓慢滴入或灌入，保留时间越长越好，最短不宜少于20分钟，经期停用，孕妇禁用。

4.气滞血瘀证

【症状】下腹胀痛或刺痛，经期或劳累后加重；月经先后不定期，量时多时少，经行不畅，瘀块排出则腹痛减，经期延长，伴见经期情志抑郁，乳房胀痛；平素胸胁胀满，皮肤可有瘀点；舌质紫暗，有瘀斑，苔薄白，脉涩。

【治法】疏肝解郁，化瘀止痛。

中药灌肠治疗

【处方】当归15~20g、川芎15~20g、赤芍15~20g、桃仁10~15g、红花10~15g、枳壳10~15g、延胡索10~15g、五灵脂10~15g、乌药10~15g、香附10~15g、牡丹皮15~30g、生甘草6~10g。

【制用法】浓煎至100ml，保留灌肠，每晚排空大小便后进行，每晚1次，缓慢滴入或灌入，保留时间越长越好，最短不宜少于20分钟，经期停用，孕妇禁用。

5.寒湿瘀阻证

【症状】小腹冷痛，或坠胀疼痛，经期或劳累后加重，得热痛减；月经后错，量少色暗；平素小腹、腰骶冷痛，得热痛减；神疲乏力，四肢不温；带下清稀量多；大便稀溏；舌淡暗，苔白腻，脉沉迟。

【治法】散寒除湿，活血化瘀。

中药灌肠治疗

【处方】红花10~15g、丹参15~20g、赤芍15~20g、葛根10~15g、香附10~15g、乌药15~20g、木香10~15g、延胡索15~20g、小茴香6~15g、桂枝6~15g、牡丹皮15~20g、泽泻10~15g。

【制用法】浓煎至100ml，保留灌肠，每晚排空大小便后进行，每晚1次，缓慢滴入或灌入，保留时间越长越好，最短不宜少于20分钟，经期停用，孕妇禁用。

二、处方经验

以蒲公英、金银花、野菊花为主的中药灌肠对此病有较好的疗效。现代药理学研究证实蒲公英可强效杀灭大肠杆菌、溶血性链球菌、金黄色葡萄球菌，且可有效抑制多耐药菌株，增强细胞免疫功能；金银花可平衡肠道、调节肠道菌群；

黄柏可发挥广谱抗菌功效，可缓解各种原因引发的炎性反应；败酱草成分中黄酮类、三萜类、有机酸类、香豆素等可强效抑制大肠杆菌、金黄色葡萄球菌、变形杆菌；当归中有效成分可在子宫肌层发挥作用，缓解炎症，同时增强机体免疫；皂角刺提取物含有黄酮类、酚类成分，对金黄色葡萄球菌、卡他球菌等具有抑制作用；延胡索可活血化瘀、行气止痛，其所含生物碱类成分具有良好的镇痛效果，尤其是延胡索乙素可快速有效缓解各种疼痛；赤芍凉血消痈、行气止痛，其含有的芍药苷类成分可抑制血小板聚集，促进局部微循环。故可以以蒲公英15~30g、金银花15~30g、败酱草15~30g、当归15~20g、皂角刺10~20g、延胡索15~30g、赤芍15~30g为基本方进行保留灌肠，以清热解毒，化瘀止痛。

若肾虚，见腰脊酸痛，膝软乏力者，可加巴戟天、淫羊藿、杜仲；

若气虚，见少气懒言，乏力神疲者，可加党参、炙黄芪；

若阳虚，见小腹冷痛，喜热恶寒者，可加桂枝、小茴香、制附子；

若血瘀，见面唇紫暗，舌暗有瘀斑，舌下络脉迂曲者，可加丹参、红花、桃仁、水蛭；

若热毒明显，见烦热尿赤，大便秘结者，可加黄芩、白花蛇舌草；

若湿热明显，见带下量多、色黄、质稠、气臭秽，舌苔黄腻者，可加车前子、土茯苓。

[参考文献]

[1]李丽娟，符吉芬.中药保留灌肠对慢性盆腔炎疗效及炎性反应因子的影响观察[J].世界中医药，2017，12（04）：772-775+779.

[2]李莉.微波理疗配合中药内服加灌肠治疗慢性盆腔炎疗效观察[J].现代中西医结合杂志，2016，25（02）：169-171.

[3]张玉珍.中医妇科学[M].北京：中国中医药出版社，2007：317-320.

[4]中华中医药学会.《中医妇科常见病诊疗指南》[M].北京：中国中医药出版社，2012：111-116.

[5]谢幸.妇产科学[M].9版.北京：人民卫生出版社，2018：261-267.

第二节　盆腔静脉淤血综合征

盆腔静脉淤血综合征（pelvic venous congestion syndrome，PVCS），又称卵巢静脉功能不全或卵巢静脉综合征，是一种因盆腔静脉血流受阻的导致盆腔静脉充血、淤血而引起的慢性疾病，也是育龄妇女慢性盆腔疼痛的主要原因之一。本病现已成为女性常见病、多发病，临床主要表现是范围广泛的长期慢性疼痛、极度的疲劳感和某些神经衰弱的症状，严重影响妇女身心健康及日常工作。盆腔淤血综合征发病机制较为复杂，多数学者认为女性盆腔静脉数量多，而盆腔静脉管壁相对较薄，缺乏瓣膜及筋膜外鞘，因此任何可引起盆腔血流障碍的因素均可导致本病的发生。除此以外，本病还与人流和妇女输卵管绝育术等手术、雌激素过度刺激、孕产频繁等因素关系密切。

《济阴纲目·调经门·论经病疼痛》曰："戴氏曰经事来而腹痛者，经事不来而腹亦痛者，皆血之不调故也，欲调其血，先调其气。"根据临床表现，盆腔静脉淤血综合征可归属于中医学"妇人腹痛"、"痛经"、"带下病"、"郁证"等范畴。血瘀阻络为本病的主要病机。气滞、气虚、寒凝、湿热等都可导致冲任气血运行不畅，形成瘀血，导致本病的发生。该病主要症状有下腹部坠痛、低位腰痛、性交痛、月经紊乱、白带过多、极度疲劳、神经衰弱等。

中药灌肠疗法可有效避免肝脏首过效应，显著降低对胃肠的刺激和肝脏代谢负担；药物通过直肠黏膜吸收、弥散、渗透，直达病变部位，药效浓度在盆腔达到最高，作用最强，且维持时间长，从而发挥治疗作用。

一、辨证论治

1. 气滞血瘀型

【症状】下腹胀痛、刺痛或坠痛，腰骶疼痛，性交痛，烦躁易怒，胸胁或乳房胀痛，经行腹痛，带下量多，月经量或多或少，或经期延长，色黯红，有血块。舌质黯红，或紫黯，或见瘀斑、瘀点，苔薄；脉沉弦或弦涩。

【治法】行气止痛，活血化瘀。

中药灌肠治疗

【处方】丹参20g、当归15g、柴胡10g、香附10g、川芎10g、熟大黄10g、水蛭5g、荔枝核10g、桃仁10g、延胡索10g、土鳖虫5g、甘草10g。

【制用法】浓煎至100ml，保留灌肠，每晚排空大小便后进行，每晚1次，缓慢滴入或灌入，保留时间越长越好，最短不宜少于20分钟，经期停用，孕妇禁用。

2. 湿热瘀结型

【症状】小腹疼痛或胀痛拒按，有灼热感，或痛连腰骶，或性交痛，平素带下量多，色黄，质稠，有味，或低热起伏，小便黄赤；舌红，苔黄腻，脉弦数或滑数。

【治法】清热祛湿，活血化瘀。

中药灌肠治疗

【处方】蒲公英20g、莪术15g、三棱15g、延胡索20g、皂角刺15g、红藤15g、败酱草15g、乌药15g、丹皮10g、黄柏10g、桂枝10g、丹参10g、川芎10g。

【制用法】浓煎至100ml，保留灌肠，每晚排空大小便后进行，每晚1次，缓慢滴入或灌入，保留时间越长越好，最短不宜少于20分钟，经期停用，孕妇禁用。

二、处方经验

以丹参、益母草等活血药为主的中药灌肠治疗对此病有较好的疗效。丹参中主要含有丹参酮和丹酚酸，具有改善血液流变学指标、降低血液黏稠度和血浆纤维蛋白原、抑制血小板聚集、防止血小板活化、抗血栓形成、扩张微血管、改善微循环等作用；益母草中生物碱类、二萜类、环形多肽类等成分具有改变血液流变学，改善微循环，抗血栓、抗凝、抑制血小板聚集等作用；延胡索主要有叔胺碱、季铵碱及酚性叔胺碱等生物碱，具有镇痛、抗炎、解痉、抗血小板聚集等药理作用；川芎主要含挥发油、酚酸类的阿魏酸、川芎嗪等，具有抗血小板聚集、抗血栓形成、抗氧自由基、抗炎、镇静、镇痛等作用；水蛭主要含蛋白质和氨基酸，具有较强的抗凝、抗血栓作用；桂枝主要含有挥发性成分、有机酸类、香豆素类等，除抑菌、抗炎、抗过敏外，还具有较好的镇痛、镇静、抗惊厥、抗血小板聚集、抗凝血等药理作用。故可以以丹参20~30g、益母草15~30g、延胡索15~30g、川芎10~15g、水蛭5~10g、桂枝5~15g为基本方进行保留灌肠，以活血化瘀，行气止痛。

若气虚，见神疲乏力，少气懒言者，可加党参、黄芪；

若阴虚，见咽干口燥，五心烦热者，可加知母，鳖甲；

若血虚，见头晕，面色苍白者，可加当归、熟地；

若阳虚，见小腹冷痛者，可加小茴香、炮姜；

若湿热，见口黏，便黏，舌苔黄腻者，可加茵陈、土茯苓、牡丹皮。

[参考文献]

[1]王云龙，房岐，郑超.丹参化学成分、药理作用及质量控制研究进展[J].中国药业，2020，29（15）：6-10.

[2]罗仁书，何治勇.川芎有效成分药理作用的研究进展[J].中国医院用药

评价与分析，2018，18（09）：1294-1296.

[3]谢超平.归芪消炎合剂联合敷药灌肠治疗盆腔淤血综合征疗效观察[J].四川中医，2017，35（04）：116-118.

[4]王细拉.益气活血化瘀汤配合保留灌肠治疗气滞血瘀型盆腔淤血综合征疗效观察[J].现代中西医结合杂志，2016，25（32）：3619-3621.

[5]高金鸟，高锦丽.益气活血化瘀汤配合保留灌肠治疗盆腔淤血综合征临床观察[J].新中医，2016，48（03）：154-157.

[6]黎凡.中药保留灌肠配合红外线理疗治疗与护理盆腔淤血综合征的疗效观察[J].中医药导报，2015，21（06）：97-100.

[7]张雪，宋玉琴，杨雨婷，等.益母草活血化瘀化学成分与药理作用研究进展[J].药物评价研究，2015，38（02）：214-217.

[8]李荣，蔡青青，牛彦兵，等.生、熟延胡索饮片药理作用的对比研究[J].中国实验方剂学杂志，2014，20（19）：133-137.

[9]孟令惠，刘怀军.盆腔静脉淤血综合征及其影像学表现[J].国外医学（临床放射学分册），2005（06）：75-77.

第三节 原发性痛经

原发性痛经又称功能性痛经。痛经指月经期前后出现周期性小腹疼痛、坠胀，常伴腰酸、呕吐、大便坠胀或其他不适，严重者腹部剧痛、面色苍白、大汗淋漓、甚至晕厥。目前，西医学认为其主要原因在于患者子宫内膜和经血中的前列腺素含量异常增高，导致子宫平滑肌收缩痉挛，子宫血流量减少而使子宫缺血缺氧，从而出现疼痛。

有关痛经的记载，最早见于《金匮要略·妇人杂病脉证并治》："带下，经水不利，少腹满痛，经一再见者，土瓜根散主之"。指出瘀血内阻而致经行不畅，少腹胀痛，经一个月后周期性再出现的痛经特点，并用活血化瘀的土瓜根散治之。痛经的主要病机为"不通则痛"或"不荣则痛"。前者为实证，可由气滞血瘀、寒凝血瘀、湿热瘀阻导致子宫气血运行不畅，"不通则痛"；后者为虚证，可由气血虚弱、肾气亏损致子宫失于濡养，"不荣而痛"。病位在子宫、冲任。

中药灌肠药液的温热作用可扩张血管，促进盆腔周围血液循环，使盆腔周围药物浓度增高，直接到达需要治疗部位，特别是对寒凝血瘀而致痛经的女性效果极佳。

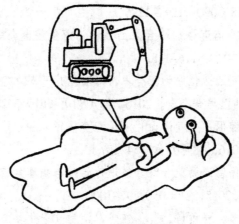

图6-1　原发性痛经

一、辨证论治

1.寒凝血瘀证

【症状】经前或经期小腹冷痛，得热痛减，色暗，有血块；平素带下量多，质清稀，畏寒肢冷；舌暗或有瘀点、瘀斑，苔白或腻，脉沉紧。

【治法】温经散寒，化瘀止痛。

中药灌肠治疗

【处方】小茴香6~10g、干姜6~20g、延胡索10~20g、没药10~20g、当归10~20g、川芎10~20g、肉桂6~10g、赤芍10~20g、蒲黄10~20g、五灵脂10~15g。

【制用法】浓煎至100ml，保留灌肠，每晚排空大小便后进行，每晚1次，缓慢滴入或灌入，保留时间越长越好，最短不宜少于20分钟，经期停用，孕妇禁用。病情较轻者，也可在经前2周开始进行，每晚1次，月经来潮则停用。

2.气滞血瘀证

【症状】经前或经期小腹胀痛拒按，经行不畅，色紫暗，有血块，块下痛减；经前乳房胀痛；舌暗红或有瘀点、瘀斑，苔薄白，脉弦。

【治法】理气活血，化瘀止痛。

中药灌肠治疗

【处方】当归10~20g、川芎10~20g、赤芍10~20g、桃仁10~15g、红花10~15g、枳壳10~20g、延胡索10~20g、乌药10~15g、香附10~15g、牡丹皮10~15g、甘草6~10g。

【制用法】浓煎至100ml，保留灌肠，每晚排空大小便后进行，每晚1次，缓慢滴入或灌入，保留时间越长越好，最短不宜少于20分钟，经期停用，孕妇禁用。病情较轻者，也可在经前2周开始进行，每晚1次，月经来潮则停用。

3. 气虚血瘀证

【症状】经期或经后小腹隐隐坠痛，喜按，或小腹及阴部空坠，月经量少，色淡，质清稀；面色无华，神疲乏力；舌淡，苔薄白，脉细无力。

【治法】补气养血，调经止痛。

中药灌肠治疗

【处方】党参10~30g、黄芪10~30g、熟地黄10~20g、当归10~20g、川芎10~20g、白芍10~20g、茯苓10~20g、炒白术10~20g、甘草6~10g。

【制用法】浓煎至100ml，保留灌肠，每晚排空大小便后进行，每晚1次，缓慢滴入或灌入，保留时间越长越好，最短不宜少于20分钟，经期停用，孕妇禁用。

4. 湿热瘀阻证

【症状】经前或经期小腹疼痛或胀痛拒按，有灼热感，或痛连腰骶，色暗红，质稠，或夹较多黏液；平素带下量多，色黄，质稠，有味，或低热起伏，小便黄赤；舌红，苔黄腻，脉弦数或滑数。

【治法】清热除湿，化瘀止痛。

中药灌肠治疗

【处方】牡丹皮10~30g、黄连6~15g、生地黄10~30g、当归10~20g、白芍10~20g、川芎10~20g、红花10~20g、桃仁10~20g、延胡索10~20g、莪术10~20g、香附10~20g、车前子10~20g、薏苡仁20~30g、败酱草10~30g。

【制用法】浓煎至200ml，保留灌肠，每日1~2次，以排便2~3次为宜，每周可灌肠5日，休2日。浓煎至100ml，保留灌肠，每晚排空大小便后进行，每晚1次，缓慢滴入或灌入，保留时间越长越好，最短不宜少于20分钟，经期停用，孕妇禁用。

5. 肝肾亏损证

【症状】经期或经后小腹绵绵作痛，伴腰骶部酸痛，月经量少，色淡暗，质稀；头晕耳鸣，面色晦暗，失眠健忘，或伴潮热；舌淡红，苔薄白，脉细弱。

【治法】补养肝肾，调经止痛。

中药灌肠治疗

【处方】当归10~20g、白芍10~20g、山茱萸10~20g、巴戟天10~20g、山药10~30g、甘草6~10g、肉苁蓉10~20g、桑寄生10~20g、菟丝子10~20g、杜仲10~20g、川断10~30g。

【制用法】浓煎至100ml，保留灌肠，每晚排空大小便后进行，每晚1次，缓

慢滴入或灌入，保留时间越长越好，最短不宜少于20分钟，经期停用，孕妇禁用。

二、处方经验

以当归为主的中药灌肠治疗对此病有较好的疗效。现代研究证实当归精油能减少子宫平滑肌上PGF2α含量，从而显著缓解痛经；当归与川芎配伍可有效应用于多种证型的痛经治疗之中，能提高疼痛的阈值，具有较好的抗炎、镇痛之功效；益母草可促进子宫微循环，加强子宫收缩，促进经血排出；吴茱萸可有效改善微循环，还有镇痛及松弛平滑肌的作用；桂枝中的桂皮醛、桂皮酸等均具有抗炎、抗菌、镇痛等作用；白芍可镇痛，其机制可能与白芍苷抑制白细胞介素-2有关。故可以以当归15~30g、川芎15~30g、益母草15~30g、白芍15~30g，吴茱萸6~15g、桂枝6~15g为基本方进行保留灌肠，以活血止痛。

若气滞，见两胁作胀，可加香附、金铃子散、枳壳；

若血瘀，见面唇紫暗，舌暗有瘀斑，可加没药、三棱、莪术、血竭、桃仁、红花、失笑散；

若寒者，见小腹冷痛，肢冷畏寒，可加艾叶、小茴香、肉桂、制附子、吴茱萸；

若热者，见经血量多，或经期长，色暗红，质稠，或夹有较多黏液者，可加葛根、黄芩、丹皮、赤芍、生地；

若肾虚，见腰膝酸软，面色晦暗者，可加川断、石楠藤、杜仲、台乌药、巴戟天。

[参考文献]

[1] 夏青松，孔靖玮，李德顺，等. 不同配比当归-川芎药对的抗炎、镇痛作用实验研究 [J]. 湖北中医药大学学报，2015，17（06）：1-4.

[2] 张玉珍. 中医妇科学 [M]. 北京：中国中医药出版社，2007：317-320.

[3] 中华中医药学会.《中医妇科常见病诊疗指南》[M]. 北京：中国中医药出版社，2012：111-116.

[4] 袁海建，李卫，金建明，等. 桂枝汤化学成分、药理作用机制与临床应用研究进展 [J]. 中国中药杂志，2017，42（23）：4556-4564.

[5] 肖西峰，谢丽，金凡，等. 当归精油治疗痛经的机制研究 [J]. 陕西医学杂志，2008（02）：141-143.

［6］李乃谦. 探讨白芍的药理作用及现代研究进展［J］. 中医临床研究，2017，9（20）：137-138.

第四节 子宫内膜异位症

子宫内膜组织（腺体和间质）出现在子宫体以外的部位时，称为子宫内膜异位症（endometriosis，EMT），简称内异症。异位内膜可侵犯全身任何部位，如膀胱、肾、输尿管、肺、胸膜、乳腺，甚至手臂及大腿等处，但绝大多数位于盆腔脏器和壁腹膜，以卵巢、宫骶韧带最常见，其次为子宫及其他脏腹膜、阴道直肠隔等部位，故有盆腔子宫内膜异位症之称。异位子宫内膜来源至今尚未阐明，目前关于内异症的来源主要有3种学说：种植学说；体腔上皮化生学说；诱导学说。内异症的基本病理变化为异位子宫内膜随卵巢激素变化而发生周期性出血，导致周围纤维组织增生和囊肿、粘连形成，在病变区出现紫褐色斑点或小泡，最终发展为大小不等的紫褐色实质性结节包块。

历代中医古籍中无"子宫内膜异位症"的病名记载，但根据其主要临床表现可将其归属于"癥瘕""不孕""痛经""月经不调"等范畴。主要病因病机为机体正气不足，风寒湿热之邪侵袭，或因内伤七情、房事所伤、饮食失宜，导致脏腑功能失常，气机阻滞，瘀血、痰饮、湿浊等有形之邪凝结不散，停聚下腹胞宫，日月相积，逐渐而成。以慢性盆腔痛、痛经、不孕、月经异常等为主要临床表现。

药物经肠壁吸收直接进入盆腔静脉丛，局部药物浓度更高，治疗作用增强，效果相当于静脉给药，比口服吸收快而规律，作用时间长，生物利用度高，故中药灌肠治疗本病有效。

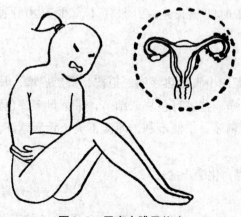

图6-2 子宫内膜异位症

一、辨证论治

1. 气滞血瘀证

【症状】经前或经期小腹胀痛或刺痛，拒按，甚或前后阴坠胀欲便，经行量或多或少，色暗，有血块，盆腔有包块或结节；经前心烦易怒，胸胁乳房胀痛，口干便结；舌紫暗或有瘀斑瘀点，苔薄白，脉弦涩。

【治法】理气活血，化瘀止痛。

中药灌肠治疗

【处方】当归10~20g、生地黄10~20g、桃仁10~15g、红花10~15g，枳壳10~20g、赤芍10~20g、柴胡10~15g、桔梗10~15g、川芎10~20g、牛膝10~30g、甘草6~10g、皂角刺10~20g。

【制用法】浓煎至100ml，保留灌肠，每晚排空大小便后进行，每晚1次，缓慢滴入或灌入，保留时间越长越好，最短不宜少于20分钟，经期停用，孕妇禁用。

2. 寒凝血瘀证

【症状】经前或经期小腹冷痛或绞痛，拒按，得热痛减，经行量少，色紫暗，或经血淋漓不净，或见月经延期，盆腔有包块或结节；形寒肢冷，或大便不实；舌淡胖而紫暗，苔白，脉沉迟而涩。

【治法】温经散寒，化瘀止痛。

中药灌肠治疗

【处方】当归10~20g、川芎10~20g、小茴香6~10g、干姜6~20g、延胡索10~20g、没药10~20g、肉桂6~10g、赤芍10~20g、蒲黄10~20g、五灵脂10~15g。

【制用法】浓煎至100ml，保留灌肠，每晚排空大小便后进行，每晚1次，缓慢滴入或灌入，保留时间越长越好，最短不宜少于20分钟，经期停用，孕妇禁用。

3. 湿热瘀阻证

【症状】经前或经期小腹灼热疼痛，拒按，得热痛增，月经量多，色红质稠，有血块或经血淋漓不净，盆腔有包块或结节，带下量多，色黄质黏，味臭；身热口渴，头身肢体沉重刺痛，小便不利，便溏不爽；舌质紫红，苔黄而腻，脉滑数或涩。

【治法】清热除湿，化瘀止痛。

中药灌肠治疗

【处方】牡丹皮10~30g、黄连6~15g、生地黄10~30g、当归10~20g、白芍

10~20g、川芎10~20g、红花10~20g、桃仁10~20g、延胡索10~20g、莪术10~20g、香附10~20g。

【制用法】浓煎至100ml，保留灌肠，每晚排空大小便后进行，每晚1次，缓慢滴入或灌入，保留时间越长越好，最短不宜少于20分钟，经期停用，孕妇禁用。

4. 痰瘀互结证

【症状】经前或经期小腹痛，拒按，盆腔有包块或结节，带下量多，色白质稠；身体肥胖，头晕，肢体沉重，胸闷纳呆，呕恶痰多；紫暗，或边尖有瘀斑，苔腻，脉弦滑或涩。

【治法】化痰散结，活血化瘀。

中药灌肠治疗

【处方】茯苓10~30g、半夏10~20g、陈皮10~20g、甘草6~10g、苍术10~15g、香附10~20g、胆南星10~15g、枳壳10~20g、生姜6~15g、神曲10~15g、桃仁10~15g、红花10~15g、当归10~30g、川芎10~30g、白芍10~30g、熟地10~20g。

【制用法】浓煎至100ml，保留灌肠，每晚排空大小便后进行，每晚1次，缓慢滴入或灌入，保留时间越长越好，最短不宜少于20分钟，经期停用，孕妇禁用。

5. 气虚血瘀证

【症状】经期腹痛，肛门坠胀不适，经行量或多或少，色暗淡，质稀或夹血块，盆腔有结节或包块；面色淡而晦暗，神疲乏力，少气懒言，纳差便溏；舌淡胖边尖有瘀斑，苔薄白，脉沉涩。

【治法】益气活血，化瘀散结。

中药灌肠治疗

【处方】党参10~30g、黄芪10~30g、炒白术10~30g、陈皮10~15g、升麻10~15g、当归10~20g、生地黄10~20g、桃仁10~15g、红花10~15g、枳壳10~20g、赤芍10~20g、柴胡10~15g、桔梗10~15g、川芎10~20g、牛膝10~30g、甘草6~10g。

【制用法】浓煎至100ml，保留灌肠，每晚排空大小便后进行，每晚1次，缓慢滴入或灌入，保留时间越长越好，最短不宜少于20分钟，经期停用，孕妇禁用。

6. 肾虚血瘀证

【症状】经前或经期腹痛，月经先后无定期，量或多或少，盆腔有结节或包块；腰膝酸软，腰脊刺痛，神疲肢倦，头晕耳鸣，面色晦暗，性欲减退，夜尿频；舌质暗淡，苔白，脉沉细涩。

【治法】补益肾气，活血化瘀。

中药灌肠治疗

【处方】熟地黄10~20g、山药10~30g、山茱萸10~30g、茯苓10~30g、当

归 10~30g、枸杞子 10~30g、杜仲 10~20g、菟丝子 10~30g、桃仁 10~15g、红花 10~15g、川芎 10~20g、白芍 10~30g。

【制用法】浓煎至 100ml，保留灌肠，每晚排空大小便后进行，每晚 1 次，缓慢滴入或灌入，保留时间越长越好，最短不宜少于 20 分钟，经期停用，孕妇禁用。

二、处方经验

以川芎为主的中药灌肠治疗对此病有较好的疗效。现代药理研究证明川芎有改善血管内皮功能、改善动脉血流量，降低血流阻力，抗炎等作用；当归具有增强免疫功能、抗凝的作用；从葛根中提出的葛根素可拮抗体内的雌激素与其受体相结合，抑制雌激素合成限速酶芳香化酶基因的表达，改善羟基类固醇脱氢酶，从而抑制异位灶的发生；姜黄中的姜黄素可抑制血小板的聚集，降低血液黏度，有抗氧化、抗炎、抗肿瘤的作用，同时姜黄毒性低，可建立子宫内膜异位症细胞外模型，从而抑制体外分泌雌激素，改变微血管密度，阻止异位内膜细胞体外生长；故可以以川芎 15~30g、当归 15~30g、葛根 15~30g、姜黄 10~15g 为基本方进行保留灌肠，以活血化瘀，行气止痛。

若气虚，见神疲乏力，少气懒言者，可加党参、黄芪；

若阴虚，见咽干口燥，五心烦热者，可加知母，鳖甲；

若血虚，见头晕，面色苍白者，可加黄芪、熟地；

若阳虚，见小腹冷痛者，可加用艾叶、小茴香、炮姜；

若气滞，见腹痛而胀者，可加乌药、香附、九香虫；

若湿热，见口黏、便黏、舌苔黄腻者，可加茵陈、土茯苓、牡丹皮；

若肝气夹冲气犯胃，见腹痛、恶心呕吐者，可加吴茱萸、法半夏、陈皮；

若小腹坠胀或前后阴坠胀不适者，可加柴胡、升麻；

若郁而化热，见心烦口苦、舌红苔黄、脉数者，可加栀子、郁金、夏枯草；

若寒凝气闭者，见痛甚而厥、四肢冰凉、冷汗淋漓，可加附子、细辛、巴戟天；

若寒湿者，见肢体酸重不适、苔白腻者，可加苍术、茯苓、羌活。

[参考文献]

[1] 谢幸. 妇产科学 [M]. 9 版. 北京：人民卫生出版社，2018：261-267.

[2] 张玉珍. 中医妇科学 [M]. 北京：中国中医药出版社，2007：317-320.

［3］黄飞翔，丁渊，应菊娅. 补肾化瘀汤灌肠治疗卵巢型子宫内膜异位症的临床观察［J］. 上海中医药杂志，2019，53（12）：52–55.

［4］李芊，吴效科. 川芎化学成分及药理作用研究新进展［J］. 化学工程师，2020，34（01）：62–64+44.

［5］常青芸. 补肾化瘀法治疗肾虚血瘀型子宫内膜异位症的临床研究［D］. 南京中医药大学，2011.

［6］中华中医药学会. 中医妇科常见病诊疗指南［M］. 北京：中国中医药出版社，2012：111–116.

第五节　子宫腺肌病

子宫腺肌病是指子宫内膜腺体及间质侵入子宫肌层中，伴随周围肌层细胞的代偿性肥大和增生。少数子宫内膜在子宫肌层中呈局限性生长形成结节或团块，称为子宫腺肌瘤。此病多发生于30~50岁经产妇，约15%同时合并内异症，约半数合并子宫肌瘤。其主要症状是经量过多、经期延长和进行性加重的痛经。疼痛位于下腹正中，常于经前1周开始，直至月经结束。该病的病因：①子宫腺肌病患者部分子宫肌层中的内膜病灶与宫腔内膜直接相连，故认为是由基底层子宫内膜侵入肌层生长所致，多次妊娠及分娩、人工流产、慢性子宫内膜炎等造成子宫内膜基底层损伤，与腺肌病发病密切相关；②由于内膜基底层缺乏黏膜下层，内膜直接与肌层接触，使得在解剖结构上子宫内膜易于侵入肌层；③腺肌病常合并有子宫肌瘤和子宫内膜增生，提示高水平雌孕激素刺激也可能是促进内膜向肌层生长的原因之一。

历代中医古籍中无“子宫腺肌病”的病名记载，但根据其主要临床表现可将其归属于中医的“痛经”、“月经过多”、“经期延长”、“癥瘕”等范畴。中医认为该病的病机主要是血瘀，瘀阻冲任，气血运行不畅导致本病的发生。

由于该病的病灶为子宫，位于盆腔内，故灌肠疗法尤为有利，既可减少药物对胃的刺激，又可通过肠壁直接渗透吸收药液，避免了肝的首过效应，使药力直达病灶，直接改善子宫微循环，可缓解患者痛经症状。

一、辨证论治

1.痰瘀互结证

【症状】经前或经期小腹疼痛、拒按，或下腹结块，月经量多，有血块，带下量多，色白质稠；形体肥胖，头晕，肢体沉重，胸闷纳呆，呕恶痰多；舌紫暗，或边尖有瘀斑，苔腻，脉弦滑或涩。

【治法】化痰散结，活血化瘀。

中药灌肠治疗

【处方】陈皮10~20g、茯苓10~30g、苍术10~20g、香附10~20g、川芎10~30g、半夏10~20g、青皮10~20g、莪术10~20g、槟榔10~20g、木香10~20g、当归10~30g、丹参10~30g、乳香10~20g、没药10~20g、甘草6~10g。

【制用法】浓煎至100ml，保留灌肠，每晚排空大小便后进行，每晚1次，缓慢滴入或灌入，保留时间越长越好，最短不宜少于20分钟，经期停用，孕妇禁用。

2. 气滞血瘀证

【症状】经前或经期小腹胀痛难忍、拒按，或下腹结块，月经量多，或行经时间延长，色紫暗有血块，块下而痛稍减；经前心烦易怒，胸胁乳房胀痛，口干便结；舌紫暗或有瘀斑瘀点，苔薄白，脉弦涩。

【治法】行气活血，消瘀散结。

中药灌肠治疗

【处方】当归10~20g、生地黄10~20g、桃仁10~15g，红花10~15g，枳壳10~20g、赤芍10~20g、柴胡10~15g、桔梗10~15g、川芎10~20g、牛膝10~30g、甘草6~10g。

【制用法】浓煎至100ml，保留灌肠，每晚排空大小便后进行，每晚1次，缓慢滴入或灌入，保留时间越长越好，最短不宜少于20分钟，经期停用，孕妇禁用。

3. 气虚血瘀证

【症状】经期小腹坠痛，疼痛难忍，或下腹结块，经行量多或经期延长，色淡质稀；面色淡而晦暗，神疲乏力，少气懒言，纳差便溏；舌淡胖，边尖有瘀斑，苔薄白，脉沉涩。

【治法】益气活血，化瘀止痛。

中药灌肠治疗

【处方】党参10~30g、炒白术10~30g、茯苓10~30g、甘草6~10g、熟地黄10~20g、当归10~30g、白芍10~30g、川芎10~30g、泽兰10~30g、益母草10~30g、水蛭6~15g。

【制用法】浓煎至100ml，保留灌肠，每晚排空大小便后进行，每晚1次，缓慢滴入或灌入，保留时间越长越好，最短不宜少于20分钟，经期停用，孕妇禁用。

4. 寒凝血瘀证

【症状】经前或经期小腹冷痛或绞痛，疼痛剧烈、拒按，得热痛稍减，或下腹结块，月经量多或少，色紫暗，有血块，块下痛减；四肢厥冷；舌质紫暗，有瘀斑瘀点，苔白，脉沉迟而涩。

【治法】温经散寒，化瘀止痛。

中药灌肠治疗

【处方】吴茱萸6~15g、桂枝6~15g、白芍10~30g、党参10~30g、牡丹皮10~30g、半夏10~20g、麦冬10~30g、生姜10~15g、甘草6~10g、当归10~30g、川芎10~30g。

【制用法】浓煎至100ml，保留灌肠，每晚排空大小便后进行，每晚1次，缓慢滴入或灌入，保留时间越长越好，最短不宜少于20分钟，经期停用，孕妇禁用。

5. 肾虚血瘀证

【症状】经前或经期小腹痛，或下腹结块，月经先后不定期，量或多或少，色暗红，有血块；腰膝酸软，腰脊刺痛，神疲肢倦，头晕耳鸣，面色晦暗，性欲减退，夜尿频；舌质暗淡，苔白，脉沉细涩。

【治法】补肾益气，活血化瘀。

中药灌肠治疗

【处方】熟地黄10~20g、山药10~30g、山茱萸10~30g、茯苓10~30g、当归10~30g、枸杞子10~30g、杜仲10~20g、菟丝子10~30g、桃仁10~15g、红花10~15g、川芎10~20g、白芍10~30g。

【制用法】浓煎至100ml，保留灌肠，每晚排空大小便后进行，每晚1次，缓慢滴入或灌入，保留时间越长越好，最短不宜少于20分钟，经期停用，孕妇禁用。

6. 湿热瘀阻证

【症状】经前或经期小腹灼热疼痛、拒按，得热痛增，或下腹结块，月经量多，色红质稠，有血块，或经血淋漓不净，带下量多，色黄质黏，味臭；身热口渴，头身肢体沉重刺痛，或伴腰部胀痛，小便不利，便溏不爽；舌质紫红，苔黄而腻，脉滑数或涩。

【治法】清热除湿，化瘀止痛。

中药灌肠治疗

【处方】牡丹皮10~30g、黄连6~15g、生地黄10~30g、当归10~20g、白芍10~20g、川芎10~20g、红花10~20g、桃仁10~20g、延胡索10~20g、莪术10~20g、香附10~20g。

【制用法】浓煎至100ml，保留灌肠，每晚排空大小便后进行，每晚1次，缓

慢滴入或灌入，保留时间越长越好，最短不宜少于20分钟，经期停用，孕妇禁用。

二、处方经验

以当归、川芎为主的中药灌肠治疗对此病有较好的疗效。现代研究证实当归与川芎配伍可有效应用于多种证型的痛经治疗之中，能提高疼痛的阈值，具有较好的抗炎、镇痛之功效；赤芍具有改善微循环、抗血栓形成、镇静、抗炎、镇痛等作用；路路通祛风通络、缓解经络疼痛，其提取物可扩张血管、改善微循环。故可以以当归15~30g、川芎15~30g、赤芍15~30g、路路通15~30g为基本方进行保留灌肠，以活血止痛。

若气虚，见神疲乏力，少气懒言者，可加党参、黄芪；

若气滞，见两胁作胀，可加香附、金铃子散、枳壳；

若阴虚，见咽干口燥，五心烦热者，可加知母，鳖甲；

若血虚，见头晕、面色苍白者，可加黄芪、熟地；

若阳虚，见小腹冷痛者，可加用艾叶、小茴香、炮姜；

若湿热，见口黏、便黏、舌苔黄腻者，可见茵陈、土茯苓、牡丹皮；

若肝气夹冲气犯胃，见腹痛、恶心呕吐者，可加吴茱萸、姜半夏、陈皮；

若小腹胀坠或前后阴坠胀不适者，可加柴胡、升麻；

若郁而化热，见心烦口苦、舌红苔黄、脉数者，可加栀子，郁金，夏枯草；

若寒湿者，见肢体酸重不适、苔白腻者，可加苍术、茯苓、羌活；

若血瘀，见面唇紫暗、舌暗有瘀斑，可加没药、三棱、莪术、血竭、桃仁、红花、失笑散、益母草；

若肾虚，见腰膝酸软，面色晦暗者，可加川断、石楠藤、杜仲、台乌药、巴戟天。

[参考文献]

[1]张玉珍. 中医妇科学［M］. 北京：中国中医药出版社，2007：317-320.

[2]中华中医药学会. 中医妇科常见病诊疗指南［M］. 北京：中国中医药出版社，2012：111-116.

[3]谢幸. 妇产科学［M］. 9版. 北京：人民卫生出版社，2018：261-267.

[4]雷载权. 中药学［M］. 上海：上海科学技术出版社，2005.

[5]国家药典委员会. 中华人民共和国药典临床用药须知［M］. 北京：中国医药科技出版社，2015：889-893.

[6] 易先锋，宋春红，林映莲. 路路通注射液改善烧伤微循环的临床研究 [J].中国中西医结合急救杂志，2006（02）：108-110.

第六节　子宫肌瘤

子宫肌瘤（uterine myoma，fibroid）是女性生殖器最常见的良性肿瘤。常见于30~50岁妇女，20岁以下少见。该病常见的症状为经量增多及经期延长，下腹包块，白带增多、腹部疼痛等。关于子宫肌瘤的病因国内外尚缺乏统一的认识，近年来其发病率明显上升，且发病年龄越来越年轻化。

《金匮要略·妇人妊娠病脉证并治》："妇人宿有癥病，经断未及三月，而得漏下不止，胎动在脐上者，为癥痼害。……当下其癥，桂枝茯苓丸主之。"中医学无"子宫肌瘤"的病名，根据其发病特征及临床表现，应属"癥瘕"范畴。气聚为瘕，血结为癥。其中"结块坚硬、固定不移、推揉不散、痛有定处为癥，病属血分；结块不坚、推之可移、痛无定处为瘕，病在气分"。其发病机理为正气虚弱，脏腑功能失调，气血、痰、湿及热毒互结于冲任、胞宫胞络而发为癥瘕。临床表现以子宫出血、腹部包块和白带增多为主。

以灌肠方式用药，可保证药效集中作用于病变区域，优化治疗效果，达到缩小肌瘤的治疗效果。

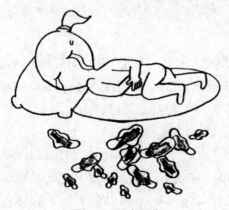

图6-3　子宫肌瘤

一、辨证论治

1. 气滞血瘀证

【症状】下腹部包块质硬，下腹胀痛，月经先后无定期，经期延长，月经量多，有血块，色紫黑；精神抑郁，善太息，胸闷不舒，乳房胀痛，面色晦暗；舌紫暗，舌尖、边有瘀点或瘀斑，苔薄白，脉弦涩。

【治法】行气活血，化瘀消癥。

中药灌肠治疗

【处方】木香10~20g、丁香10~20g、三棱10~30g、莪术10~30g、枳壳10~30g、青皮10~20g、川楝子10~20g、小茴香6~15g。

【制用法】浓煎至100ml，保留灌肠，每晚排空大小便后进行，每晚1次，缓慢滴入或灌入，保留时间越长越好，最短不宜少于20分钟，经期停用，孕妇禁用。

2.寒凝血瘀证

【症状】下腹部包块质硬，小腹冷痛，喜温畏冷，月经后期，经期延长，经量少，色暗淡，有血块；面色晦暗或有暗斑，形寒肢冷，手足不温；舌淡暗，舌边尖有瘀点、瘀斑，苔白，脉弦紧。

【治法】温经散寒，祛瘀消癥。

中药灌肠治疗

【处方】当归10~20g、川芎10~20g、小茴香6~10g、干姜6~20g、延胡索10~20g、没药10~20g、肉桂6~10g、赤芍10~20g、蒲黄10~20g、五灵脂10~15g。

【制用法】浓煎至100ml，保留灌肠，每晚排空大小便后进行，每晚1次，缓慢滴入或灌入，保留时间越长越好，最短不宜少于20分钟，经期停用，孕妇禁用。

3.痰湿瘀阻证

【症状】下腹部包块按之不坚，时或作痛，月经后期或闭经，经质稠黏，有血块；形体肥胖，胸脘痞闷，恶心欲呕，肢体困倦，头晕嗜睡，肢体倦乏，带下量多，色白质黏稠；舌暗紫，苔白厚腻，脉沉滑。

【治法】化瘀除湿，活血消癥。

中药灌肠治疗

【处方】茯苓10~30g、半夏10~20g、陈皮10~20g、甘草6~10g、苍术10~15g、香附10~20g、胆南星10~15g、枳壳10~20g、生姜6~15g、神曲10~15g、当归10~20g、川芎10~20g、桂枝6~15g、赤芍10~30g、牡丹皮10~30g、桃仁10~20g。

【制用法】浓煎至100ml，保留灌肠，每晚排空大小便后进行，每晚1次，缓慢滴入或灌入，保留时间越长越好，最短不宜少于20分钟，经期停用，孕妇禁用。

4.肾虚血瘀证

【症状】下腹部包块，月经量或多或少，色紫暗，有血块，质稀；腰膝酸软，头晕耳鸣，不孕，夜尿频，性欲低下；舌淡暗，舌边尖有瘀点、瘀斑，苔薄白，脉沉涩。

【治法】补肾活血，消癥散结。

中药灌肠治疗

【处方】制附子6~15g、熟地黄10~30g、山茱萸10~30g、泽泻10~20g、肉桂6~15g、牡丹皮10~30g、山药10~30g、茯苓10~30g、桂枝6~15g、赤芍10~30g、桃仁10~20g。

【制用法】浓煎至100ml，保留灌肠，每晚排空大小便后进行，每晚1次，缓慢滴入或灌入，保留时间越长越好，最短不宜少于20分钟，经期停用，孕妇禁用。

5. 气虚血瘀证

【症状】下腹部包块按之不坚，小腹空坠，经期或者经后腹痛，月经量多，经期延长，经色淡红，有血块，质稀薄；面色萎黄，神疲乏力，气短懒言，语声低微，倦怠嗜卧，纳少便溏；舌质暗淡，舌尖边有瘀斑，舌边有齿痕，苔薄白，脉弦细涩。

【治法】益气活血，消癥散结。

中药灌肠治疗

【处方】党参10~30g、黄芪10~30g、炒白术10~30g、陈皮10~15g、升麻10~15g、当归10~20g、生地黄10~20g、桃仁10~15g，红花10~15g，枳壳10~20g、赤芍10~20g、柴胡10~15g、桔梗10~15g、桂枝6~15g、赤芍10~30g、牡丹皮10~30g。

【制用法】浓煎至100ml，保留灌肠，每晚排空大小便后进行，每晚1次，缓慢滴入或灌入，保留时间越长越好，最短不宜少于20分钟，经期停用，孕妇禁用。

6. 湿热瘀阻证

【症状】下腹部包块，带下量多色黄，月经量多，经期延长，有血块，质黏稠，月经排出时有灼热感；头晕目赤，发热咽干，烦躁易怒，便秘，尿少色黄，肌肤甲错，夜寐不安；舌质暗红，舌边有瘀点、瘀斑，苔黄腻，脉弦滑数。

【治法】清热利湿，化瘀消癥。

中药灌肠治疗

【处方】大黄10~30g、芒硝10~20g、牡丹皮10~30g、桃仁10~20g、冬瓜子10~30g。

【制用法】浓煎至100ml，保留灌肠，每晚排空大小便后进行，每晚1次，缓

慢滴入或灌入，保留时间越长越好，最短不宜少于20分钟，经期停用，孕妇禁用。

二、处方经验

以桂枝、桃仁为主的中药灌肠治疗对此病有较好的疗效。现代研究证实桂枝可抑制细菌、病毒，降低血小板黏附能力，减少微血栓的形成，改善患者微循环；桃仁中的桃仁蛋白可通过调节免疫系统发挥到抗肿瘤的作用，与其诱导肿瘤细胞凋亡作用相关；茯苓能促进血液循环，降低血液黏稠度，且还有改善微循环状态、降低血黏度及提高组织摄氧的能力；牡丹皮中的丹皮酚具有显著抑制肿瘤细胞的增殖分化作用，抗肿瘤机制主要是通过增强机体抗肿瘤因子的生成实现的；白芍醇提物和水提物均具有镇痛作用。故可以以桂枝10~20g、桃仁10~20g、茯苓15~30g、牡丹皮10~30g、白芍15~30g为基本方进行保留灌肠，以行气活血，化瘀消癥。

若气虚，见神疲乏力、少气懒言、经血量多者，可加党参、黄芪、茜草炭；

若气滞，见两胁作胀，可加香附、金铃子散、枳壳；

若血虚，见头晕、面色苍白者，可加当归、熟地、制何首乌、黄精；

若阳虚，见小腹冷痛者，可加艾叶、小茴香、炮姜；

若湿热，见口黏、便黏、舌苔黄腻者，可加茵陈、土茯苓、牡丹皮；

若小腹胀坠或前后阴坠胀不适者，可加柴胡、升麻；

若郁而化热，见心烦口苦、舌红苔黄、脉数者，可加栀子、郁金、夏枯草；

若血瘀，见面唇紫暗，舌暗有瘀斑，可加没药、三棱、莪术、血竭、桃仁、红花、失笑散、益母草；

若肾虚，见腰膝酸软，面色晦暗者，可加川断、石楠藤、杜仲、台乌药、巴戟天。

[参考文献]

[1]许源，宿树兰，王团结，等.桂枝的化学成分与药理活性研究进展[J].中药材，2013，36（04）：674–678.

[2]方潇，丁晓萍，昝俊峰，等.茯苓皮化学成分及药理作用研究进展[J].亚太传统医药，2019，15（01）：187–191.

[3]翟春梅，孟祥瑛，付敬菊，等.牡丹皮的现代药学研究进展[J].中医药信息，2020，37（01）：109–114.

[4]赵永见，牛凯，唐德志，等.桃仁药理作用研究近况[J].辽宁中医杂志，

2015，42（04）：888-890.

［5］吴玲芳，王晓晴，陈香茗，等．白芍化学成分及药理作用研究进展［J］．国际药学研究杂志，2020，47（03）：175-187.

［6］张玉珍．中医妇科学［M］．北京：中国中医药出版社，2007：317-320.

［7］中华中医药学会．《中医妇科常见病诊疗指南》［M］．北京：中国中医药出版社，2012：111-116.

［8］谢幸．妇产科学［M］．9版．北京：人民卫生出版社，2018：261-267.

第七节　异位妊娠

异位妊娠是一种常见的临床妇科急症，主要是指受精卵在子宫体以外的部位着床并发育。异位妊娠以输卵管妊娠最常见，少见的还有卵巢妊娠、腹腔妊娠、宫颈妊娠、阔韧带妊娠、剖宫产瘢痕妊娠。该病的典型症状为停经、腹痛与阴道出血，即异位妊娠三联征。异位妊娠保守治疗后，坏死胚胎、血凝块及炎性分泌物等均会产生粘连，而在异位妊娠部位持续存在包块，若包块吸收不完全，将对输卵管功能产生影响，易导致患者再次出现异位妊娠，增加罹患盆腔粘连或慢性腹痛的风险，甚至不孕。

中医古籍文献中无此病名，按其临床表现，在"癥瘕"、"妊娠腹痛"、"胎动不安"、"胎漏"等病证中有类似症状的描述。异位妊娠的发病机理与少腹宿有瘀滞，冲任、胞脉、胞络不畅，或先天肾气不足，后天脾气受损等有关。其病机本质是少腹血瘀实证。

中药保留灌肠是目前临床上常用的疗效确切的中医外治方法，药物经直肠吸收，进入盆腔血液循环，增加盆腔血液循环中药物浓度，促进病灶周围血液循环，在止血、促进组织吸收、缩短病程方面具有优势，对女性保留生育能力、降低异位妊娠复发率、保持输卵管通畅、提升患者预后生育能力，具有十分重要的意义。故中医药介入异位妊娠的治疗很有必要。临床要注意中医药介入的时机，一般应用于陈旧性异位妊娠包块的治疗中，还需要注意患者病情变化，生命体征。如出现病情变化，出现急腹症则需要中西医结合救治。

一、辨证论治

1. 胎元阻络证

【症状】可有停经或不规则阴道流血，或一侧少腹隐痛，或宫旁扪及软性包块，轻压痛；HCG阳性，或经B型超声证实为输卵管妊娠，但未破损；舌质正常，脉弦滑。

【治法】活血化瘀杀胚。

中药灌肠治疗

【处方】丹参10~30g、赤芍10~30g、桃仁10~30g、天花粉10~30g、紫草10~30g。

【制用法】浓煎至100ml，保留灌肠，每晚排空大小便后进行，每晚1次，缓慢滴入或灌入，保留时间越长越好，最短不宜少于20分钟，注意灌肠动作轻柔。需要住院期间实施，不宜在家实施。治疗期间要严密监测患者生命体征、病情变化及血HCG变化情况。

2. 胎瘀阻滞证

【症状】可有停经或不规则阴道流血，腹痛减轻或消失；可有小腹坠胀不适，或小腹有局限性包块，HCG阴性；舌质暗，脉弦细或涩。

【治法】化瘀消癥。

中药灌肠治疗

【处方】丹参10~30g、赤芍10~30g、桃仁10~30g、三棱10~30g、莪术10~30g。

【制用法】浓煎至100ml，保留灌肠，每晚排空大小便后进行，每晚1次，缓慢滴入或灌入，保留时间越长越好，最短不宜少于20分钟，操作要轻柔，如有腹痛或病情变化要及时就诊，中西医救治。治疗期间出现腹痛要及时就诊。

3. 气虚血瘀证

【症状】输卵管妊娠保守手术后，腹痛或有不规则阴道流血；头晕神疲，盆腔可扪及包块，HCG阳性；舌质暗，脉细弦。

【治法】益气养血，化瘀杀胚。

中药灌肠治疗

【处方】丹参10~30g、赤芍10~30g、桃仁10~30g、天花粉10~30g、紫草10~30g，党参10~30g、黄芪10~30g、鸡血藤10~30g。

【制用法】浓煎至100ml，保留灌肠，每晚排空大小便后进行，每晚1次，缓慢滴入或灌入，保留时间越长越好，最短不宜少于20分钟，动作宜轻柔。出血多者宜暂停。

4. 瘀结成癥证

【症状】输卵管妊娠破损日久，腹痛减轻或消失，小腹可有坠胀不适，盆腔有局限性包块，HCG阴性；舌质暗，脉弦细或涩。

【治法】破瘀消癥。

中药灌肠治疗

【处方】丹参10~30g、赤芍10~30g、桃仁10~20g、三棱10~20g、莪术10~30g、

水蛭10~30g、九香虫10~20g、乳香10~20g、没药10~20g。

【制用法】浓煎至100ml，保留灌肠，每晚排空大小便后进行，每晚1次，缓慢滴入或灌入，保留时间越长越好，最短不宜少于20分钟。

二、处方经验

以三棱、莪术为主的中药灌肠治疗对此病有较好的疗效。现代药理学研究认为，莪术及三棱可对血栓的形成及血小板凝聚起到抑制作用，从而降低全血黏度，可用于活血化瘀，促进异位妊娠包块的消散。天花粉药物机制主要是破坏胎盘绒毛合体滋养层细胞，其脱落后阻塞绒毛间隙血流，胚胎死亡后被吸收，以此达到治疗异位妊娠的目的。故可以三棱15~30g、莪术15~30g、天花粉15~30g为基本方进行保留灌肠，以活血化瘀，杀胚消癥。

若兼有虚象，见食欲不振、脉虚弱者，可加党参、黄芪；

若实热，见腹胀便秘、胃脘不舒、腹痛拒按者，可加大黄、芒硝；

若阴虚，见咽干口燥、五心烦热者，可加知母，鳖甲。

[参考文献]

［1］黄慧.异位妊娠患者采取甲氨蝶呤、米非司酮联合中药灌肠治疗的临床分析［J］.当代医学，2020，26（22）：91-93.

［2］张玉珍.中医妇科学［M］.北京：中国中医药出版社，2007：317-320.

［3］中华中医药学会.《中医妇科常见病诊疗指南》［M］.北京：中国中医药出版社，2012：111-116.

［4］谢幸.妇产科学［M］.9版.北京：人民卫生出版社，2018：261-267.

［5］周婷.天花粉治疗异位妊娠患者的临床效果［J］.医疗装备,2018,31（09）：107-108.

第八节 不孕症

不孕症是一种由多种病因导致的生育障碍状态，是生育期夫妇的生殖健康不良事件。女性无避孕规律性生活至少12个月而未孕称为不孕症（infertilty）。不孕症分为原发性和继发性两大类，既往从未有过妊娠史，未避孕而从未妊娠者为原发不孕，古称"全不产"；既往有过妊娠史，而后未避孕连续12个月未孕者为继发不孕，古称"断绪"。

中医对不孕症的认识较远，最早见于黄帝内经，《素问·骨空论》云："督脉为病……其女子不孕，癃痔遗溺嗌干"，亦有"无子"、"绝产"、"绝嗣"之称。

输卵管阻塞性不孕

输卵管由于其特殊的生理位置、复杂微妙的结构和功能，如拾卵、提供受精场所，为受精卵提供营养并及时地将受精卵运送到子宫，从而在生殖中起着关键作用。因而，对输卵管结构和功能的任何破坏，均可导致不孕。输卵管阻塞性不孕症的主因是多种病原体感染，反复宫腔操作而致盆腔感染；子宫内膜异位症，盆腔手术等造成输卵管内膜上皮细胞破坏，产生水肿、充血、炎性浸润、增生、粘连、阻塞，导致精卵相遇受阻而发生不孕。

中医辨证论治认为此病的病因为湿热瘀结而形成血瘀，致胞脉闭塞不通、阴阳之气相隔，精卵不能交融而出现不孕；其病机主要为气滞血瘀。

中药灌肠使盆腔局部药物浓度高，能够加速盆腔局部血流，改善盆腔血流状态，达到活血化瘀的功效。临床上灌肠治疗输卵管阻塞性不孕较普遍，疗效得到广大一线医生的认同。

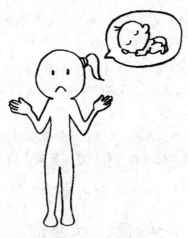

图6-4　不孕症

一、辨证论治

1.瘀滞胞宫证

【症状】婚久不孕，月经多推后或周期正常，经来腹痛，甚或呈进行性加剧，经量多少不一，经色紫暗，有血块，块下痛减，有时经行不畅、淋沥不尽，或经间期出血。或肛门坠胀不适，性交痛；舌质紫暗或舌边有瘀点，苔薄白，脉弦或弦细涩。

【治法】活血化瘀，通管助孕。

中药灌肠治疗

【处方】三棱30g、丹参30g、土鳖虫6g、归尾30g、红花10g、路路通20g。

【制用法】浓煎至100ml，保留灌肠，每晚排空大小便后进行，每晚1次，缓慢滴入或灌入，保留时间越长越好，最短不宜少于20分钟，经期停用，孕妇禁用。

2. 湿热瘀阻证

【症状】婚久不孕，下腹部包块、热痛起伏，触之痛剧，痛连腰骶，经行量多，经期延长，带下量多，色黄如脓，或赤白兼杂；兼见身热口渴，心烦不宁，大便秘结，小便黄赤；舌黯红，有瘀斑，苔黄，脉弦滑数。

【治法】化瘀通络，清热解毒。

中药灌肠治疗

【处方】当归、丹参、泽兰、益母草、败酱草、蒲公英各15g，橘核10g，鸡血藤、路路通、王不留行、桃仁各12g。

【制用法】浓煎至100ml，保留灌肠，每晚排空大小便后进行，每晚1次，缓慢滴入或灌入，保留时间越长越好，最短不宜少于20分钟，经期停用，孕妇禁用。

3. 肾虚肝郁证

【症状】婚久不孕，月经先后不定，经血量多有块，经行难净，经色黯；或小腹隐痛，腰腿酸痛，夜尿多，小便清长，或精神抑郁，胸闷不舒，面色晦暗，肌肤甲错；舌质紫或淡，或有瘀斑，脉沉弦涩。

【治法】疏肝理气，补肾通络。

中药灌肠治疗

【处方】当归、赤芍各10g，淮山药、桑寄生、川续断、川牛膝各15g，丝瓜络、柴胡、青皮、陈皮各6g。

【制用法】浓煎至100ml，保留灌肠，每晚排空大小便后进行，每晚1次，缓慢滴入或灌入，保留时间越长越好，最短不宜少于20分钟，经期停用，孕妇禁用。

4. 寒湿瘀滞证

【症状】婚久不孕，小腹冷痛，或坠胀疼痛，经行腹痛加重，喜热恶寒，得热痛缓，经行延后，经血量少，色暗，神疲乏力，腰骶冷痛，小便频数，舌黯红，苔白腻，脉沉迟。

【治法】温经散寒，活血通络。

中药灌肠治疗

【处方】 皂角刺15g，路路通30g，赤芍15g，丹参30g，车前子15g，海螵蛸20g，茜草10g，桑寄生30g，川芎10g，桂枝10g，鸡血藤20g。

【制用法】 浓煎至100ml，保留灌肠，每晚排空大小便后进行，每晚1次，缓慢滴入或灌入，保留时间越长越好，最短不宜少于20分钟，经期停用，孕妇禁用。

二、处方经验

现代药理研究表明，活血化瘀类中药能够扩张血管，降低血小板聚集，从而改善微循环、软化局部病灶组织，促进炎症吸收，减轻组织增生、溶解组织粘连，促进黏膜细胞再生和修复。以丹参为主的中药灌肠治疗对此病有较好的疗效。丹参能够清除自由基，抗氧化，减轻线粒体损伤，从而降低血液黏稠度，具有抗血栓、血小板聚集的作用；路路通祛风通络、缓解经络疼痛，其提取物可扩张血管、改善微循环；皂角刺具有抗炎、免疫调节作用，可用于消炎、镇痛、抗凝；金银花、连翘、败酱草均具有抗炎、抗菌、解热效果；故可以以丹参15~30g、路路通15~30g、皂角刺15~30g、金银花15~30g、连翘15~30g、败酱草15~30g为基本方进行保留灌肠，以清热解毒，活血通管。

若肾虚，见腰脊酸痛、膝软乏力者，可加巴戟天、淫羊藿、杜仲；

若气虚，见少气懒言、乏力神疲者，可加党参、炙黄芪；

若阳虚，见小腹冷痛、喜热恶寒者，可加桂枝、小茴香、淫羊藿；

若肝郁气滞，见胁肋胀痛者，可加柴胡、郁金；

若血瘀，见面唇紫暗，舌暗有瘀斑，舌下络脉迂曲者，可加红花、桃仁、水蛭。

[参考文献]

[1] 程美燕，陈浩波. 中药灌肠治疗输卵管阻塞性不孕研究进展 [J]. 新中医，2020，52（09）：12-14.

[2] 蒋端菊. 中西医结合治疗输卵管堵塞性不孕症的疗效观察 [J]. 临床心身疾病杂志，2016，22（S2）：23-24.

[3] 方虹. 中西医活血化瘀治疗输卵管阻塞性不孕症临床观察 [J]. 中国实用医药，2008（32）：28-29.

[4] 刘雅丽，史雅萍. 中药保留灌肠联合盆腔理疗治疗输卵管性不孕症的临床

效果［J］. 中国计划生育学杂志，2019，27（02）：248-250.

［5］叶翠芬. 辨证分型多途径入药治疗输卵管阻塞性不孕临症心得［J］. 实用妇科内分泌电子杂志，2019，6（33）：20+198.

［6］邹念芳，马小丽，崔铃娟，等. 活血化瘀法的实验研究——活血化瘀药对几种不同实验性炎症过程的影响及形态学观察［J］. 天津医药，1974（10）：485-489+543+545-546.

第九节 薄型子宫内膜型不孕症

子宫内膜容受性是子宫内膜能够允许囊胚黏附、穿透并植入着床的状态，以及子宫内膜血运的综合状态，其主要受子宫内膜血流指数的变化、内膜厚度、形态及内分泌激素的影响。薄型子宫内膜是指子宫内膜厚度低于能够获得妊娠的阈厚度，内膜厚度小于7mm，子宫内膜血运欠佳，则容受性下降。而子宫动脉的终末支螺旋动脉作为子宫内膜的主要供血动脉，其灌注状况直接反映胚胎着床部位的微环境，对孕卵着床起着决定性的作用。

中药灌肠不仅达到内服药的疗效，而且直肠与子宫相邻，药效直接作用于少腹部位，通过直肠渗透至盆腔，使经脉通畅，气血畅通无阻，冲脉之气下达，促进了盆腔血液循环，尤其是子宫螺旋动脉的血运，提高子宫内膜的容受性。

一、辨证论治

寒凝血瘀证

【症状】婚久不孕，小腹冷痛，喜温；月经后期，量少，经行腹痛，色暗淡，有血块；面色晦暗，形寒肢冷，手足不温；舌质淡暗，边见瘀点或瘀斑，苔白，脉弦紧。

【治法】温经散寒，活血祛瘀。

中药灌肠治疗

【处方】当归15g，吴茱萸6g，桂枝10g，姜半夏6g，牡丹皮10g，川芎10g，麦冬10g，赤芍10g，党参10g，甘草6g。

【制用法】浓煎至100ml，保留灌肠，每晚排空大小便后进行，每晚1次，缓慢滴入或灌入，保留时间越长越好，最短不宜少于20分钟，经期停用，孕妇禁用。

二、处方经验

以当归、党参为主的中药灌肠治疗对此病有较好的疗效。现代研究表明，当归补血活血、调经止痛，具有增强免疫功能和抗变态反应的作用，可促进造血、抗凝、抗溶；党参具有提高免疫力，增强造血功能等作用；蒲黄、五灵脂化瘀止痛，具有改善微循环的作用；川芎有改善血管内皮功能，降低血流阻力，抗炎等药理作用；桑寄生、巴戟天能改善机体的免疫功能，提高生殖细胞活力，改善下丘脑–垂体–卵巢轴功能。故可以以当归15~30g、党参15~30g、蒲黄15~30g、五灵脂15~30g、川芎15~30g、桑寄生15~30g、巴戟天15~30g为基本方进行保留灌肠，以活血化瘀，调经助孕。

若肾虚，见腰脊酸痛、膝软乏力者，可加淫羊藿、杜仲；

若气虚，见少气懒言、乏力神疲者，可加黄芪；

若阳虚，见小腹冷痛、喜热恶寒者，可加桂枝、小茴香、淫羊藿；

若肝郁气滞，见胁肋胀痛者，可加柴胡、郁金；

若血瘀，见面唇紫暗、舌暗有瘀斑、舌下络脉迂曲者，可加红花、桃仁。

[参考文献]

［1］潘荣，高洋，闵哲. 中药灌肠配合针刺治疗薄型子宫内膜不孕的临床观察［J］. 光明中医，2017，32（01）：57–59.

［2］金玉青，洪远林，李建蕊，等. 川芎的化学成分及药理作用研究进展［J］. 中药与临床，2013，4（03）：44–48.

［3］陈文英，王春鹏，邹晴燕，等. 温经汤灌肠联合口服戊酸雌二醇对寒凝血瘀型胚胎移植失败患者子宫内膜容受性及妊娠结局的影响［J］. 广西中医药，2019，42（06）：8–11.

［4］徐明远，刘鑫，林博涛. 槲寄生化学成分及药理作用的研究［J］. 黑龙江中医药，2010，39（05）：51.

第十节　产后宫缩痛

孕妇分娩后，由于子宫的缩复作用，小腹呈阵阵作痛，于产后1~2日出现，持续2~3天后自然消失，属生理现象，一般无需治疗。若腹痛阵阵加剧，难以忍受，或腹痛绵绵，疼痛不已，影响产妇的康复，则为病态。产后宫缩痛对产妇休息、进食造成不同程度的影响，给产妇造成痛苦，使其产生不良情绪，导致产妇泌乳减少，影响婴儿的喂养及产妇的身体恢复。产后宫缩痛是产褥期较为常见的病症。

产后宫缩痛在中医属于"产后腹痛"范畴，中医认为产后宫缩痛主要病机为血液运行不畅，不荣而痛或不通而痛。

中药灌肠能通过肠黏膜吸收，达到改善局部血液循环，促进子宫复旧，恶露排出，缓解产后宫缩痛的作用。不仅有利于恶露排出、降低子宫张力、减轻子宫收缩痛、增加产妇产后舒适感，且无不良反应，对产妇无创伤，可以降低产妇的用药风险，另外药物局部停留时间短，对哺乳无影响，产妇和家属对护理工作的满意度明显提高。

一、辨证论治

1. 气血两虚证

【症状】产后小腹隐隐作痛，数日不止，喜按喜揉，恶露量少，色淡红，质稀无块；面色苍白，头晕眼花，心悸怔忡，大便干结；舌质淡，苔薄白，脉细弱。

【治法】补血益气，缓急止痛。

中药灌肠治疗

【处方】当归15~30g、熟地黄15~30g、党参15~30g、山药15~30g、续断15~30g、麦冬15~30g、肉桂6~15g、甘草6~10g。

【制用法】浓煎至100ml，保留灌肠，每晚排空大小便后进行，每晚1次，缓慢滴入或灌入，保留时间越长越好，最短不宜少于20分钟。

2. 瘀滞子宫证

【症状】产后小腹疼痛，拒按，得热痛缓；恶露量少，涩滞不畅，色紫暗有块，块下痛减；面色青白，四肢不温，或伴胸胁胀痛；舌质紫黯，脉沉紧或弦涩。

【治法】活血化瘀，温经止痛。

中药灌肠治疗

【处方】当归10~30g、川芎10~30g、甘草6~10g、炮姜6~15g。

【制用法】浓煎至100ml，保留灌肠，每晚排空大小便后进行，每晚1次，缓慢滴入或灌入，保留时间越长越好，最短不宜少于20分钟。

二、处方经验

以生化汤为主的中药灌肠治疗对此病有较好的疗效。现代研究表明生化汤可能具有加快子宫内组织细胞的修复增长，改善微循环，加速子宫复旧的作用。当归及川芎中的重要组分为阿魏酸和四甲基吡嗪，两者在抑制子宫收缩方面呈现协同作用；当归、川芎、桃仁、甘草、炮姜具有显著的抗炎作用，能抑制水肿和渗出，当归、川芎、甘草等还有镇痛之功。故可以以当归15~30g、川芎15~30g、桃仁10~15g、甘草6~10g、炮姜6~15g为基本方进行保留灌肠，以活血化瘀，缓急止痛。

若血虚津亏，见便秘者，可加肉苁蓉、火麻仁；

若气血不足，见腹痛伴下坠感，可加黄芪、白术；

若阳虚，见腹痛喜热熨者，可加吴茱萸、艾叶、小茴香、炮姜。

[参考文献]

[1] 王煊，于河，白辰，等. 基于网络药理学探索生化汤治疗小腹痛的药理机制 [J]. 中国中药杂志，2019，44（10）：2124-2130.

[2] 刘李洁，尹月娥，苏淑贞，等. 中药保留灌肠缓解产后宫缩痛的效果观察 [J]. 中医临床研究，2020，12（15）：111-112.

[3] 张玉珍. 中医妇科学 [M]. 北京：中国中医药出版社，2007：317-320.

[4] 中华中医药学会.《中医妇科常见病诊疗指南》[M]. 北京：中国中医药出版社，2012：111-116.

第十一节　产后尿潴留

尿潴留是指尿液大量存留在膀胱内不能自主排出。产后6~8小时膀胱有尿而不能自行排出者，称为产后尿潴留，是产后常见并发症，常影响子宫收缩，导致阴道出血量增加，给产妇增加痛苦。

清代《妇科玉尺·产后》宗前人之说，谓"小便闭而淋沥，小腹膨胀，宜佑元汤"。该病属于中医"产后癃闭"范畴，主要病机是膀胱气化失司，病位主要在肾，与肺、脾相关。

中药保留灌肠治疗产后尿潴留患者，避免和减少了导尿管插入尿道，减少产后泌尿系感染，临床疗效也比较满意。通过保留灌肠，刺激膀胱壁牵张感受器，冲动传入排尿中枢，反射性地使逼尿肌收缩，使尿液排出，解除产后尿潴留。

一、辨证论治

1.肾虚证

【症状】产后小便不通，小腹胀急疼痛，或小便色白而清，点滴而下，面色晦暗，腰膝酸软，舌质淡，苔白，脉沉细无力。

【治法】温补肾阳，化气行水。

中药灌肠治疗

【处方】熟地黄10~30g、山药10~30g、山萸肉10~30g、丹皮10~30g、茯苓10~30g、桂枝10~15g、泽泻10~30g、附子10~15g、牛膝、车前子10~30g。

【制用法】浓煎至100ml，保留灌肠，每晚排空大小便后进行，每晚1次，缓慢滴入或灌入，保留时间越长越好，最短不宜少于20分钟。

2. 气虚证

【症状】产后小便不通，小腹胀急疼痛，或小便清白，点滴而下，倦怠乏力，少气懒言，语音低微，面色少华，舌质淡，苔薄白，脉缓弱。

【治法】补气升清，化气行水。

中药灌肠治疗

【处方】黄芪20~30g、白术20~30g、炙甘草6~10g、升麻10~15g、当归20~30g、陈皮10~15g。

【制用法】浓煎至100ml，保留灌肠，每晚排空大小便后进行，每晚1次，缓慢滴入或灌入，保留时间越长越好，最短不宜少于20分钟。

3. 血瘀证

【症状】产程不顺，产时损伤膀胱，产后小便不通或点滴而下，尿色略浑浊带血丝，小腹胀急疼痛，舌正常或暗，脉涩。

【治法】活血化瘀，行气利水。

中药灌肠治疗

【处方】熟地黄10~30g、川芎10~30g、白芍10~30g、当归10~30g、蒲黄10~30g、瞿麦10~30g、桃仁10~20g、牛膝10~30g、滑石10~20g、甘草6~15g、木香10~20g、木通10~20g。

【制用法】浓煎至100ml，保留灌肠，每晚排空大小便后进行，每晚1次，缓慢滴入或灌入，保留时间越长越好，最短不宜少于20分钟。

二、处方经验

以大黄为主的中药灌肠治疗对此病有较好的疗效。竹叶、大黄、荆芥3种中药煎剂均对金黄色葡萄球菌等有较强的抗菌作用，具有清热利尿、镇痛、镇静等作用，通过保留灌肠，刺激膀胱壁牵张感受器，冲动传入排尿中枢，反射性地使逼尿肌收缩，使尿液排出，解除产后尿潴留。故可以以竹叶30g、大黄15g、荆芥15g为基本方进行保留灌肠，以清热解毒、通便利尿。

若气虚，见少气懒言、乏力神疲者，可加党参、黄芪；

若阴虚，见咽干口燥、五心烦热者，可加玄参、龟板、知母、黄柏；

若血虚，见头晕、面色苍白者，可加当归、熟地；

若阳虚，见小腹寒凉者，可加巴戟天、淫羊藿；

若热毒明显，见烦热尿赤者，可加黄芩、车前子、蒲公英；

若湿热明显，见口黏、便黏、面赤尿黄、舌苔黄腻者，可加车前子、萹蓄、土茯苓、茵陈。

［参考文献］

［1］于春荣，许东，江蕾，等．自拟中药煎剂保留灌肠解除产后尿潴留36例［J］．基层医学论坛，2007（08）：384．

［2］张玉珍．中医妇科学［M］．北京：中国中医药出版社，2007：317-320．

［3］中华中医药学会．中医妇科常见病诊疗指南［M］．北京：中国中医药出版社，2012：111-116．

第十二节　慢性前列腺炎

慢性前列腺炎是指前列腺在病原体或某些非感染因素作用下，患者出现以盆腔区域疼痛或不适、排尿异常等症状为特征的疾病。一直是困扰泌尿男科医师的常见疾病，对患者的身心健康造成严重影响。慢性前列腺炎常见的类型主要是慢性细菌性前列腺炎、慢性前列腺炎/慢性盆腔疼痛综合征（该型又分为炎症性和非炎症性）。患者表现为不同程度的下尿路症状：如尿频、尿急、尿痛、尿不尽感、尿道灼热；于晨起、尿末或排便时尿道有少量白色分泌物流出；会阴部、外生殖器区、下腹部、耻骨区、腰骶及肛周坠胀疼痛不适；还可有排尿等待、排尿无力、尿线变细、尿分叉或中断及排尿时间延长等。部分患者还可出现头晕、乏力、记忆力减退、性功能异常、射精不适或疼痛和精神抑郁、焦虑等。

本病属于中医学"精浊"、"淋证"、"白浊"等范畴。多由于饮食不节，嗜食醇酒肥甘，酿生湿热，或因外感湿热之邪，壅聚于下焦而成；或由于相火妄动，所愿不遂，或忍精不泻，肾火郁而不散，离位之精化为白浊，或房事不洁，湿热从精道内侵，湿热壅滞，气血瘀阻而成。其病机演变初期往往以湿热为主，日久缠绵不愈时多表现为气滞血瘀之象，病久则损耗肾气，可致"肾虚则小便数，膀胱热则水下涩"之虚实夹杂证型，或肾阴暗耗，可出现阴虚火旺证候，亦有火势衰微，易见肾阳不足之象。总之，湿、热、瘀、滞、虚贯穿在慢性前列腺炎的不同阶段。

在辨证的基础上运用中药保留灌肠，治疗本病疗效确切。前列腺与直肠之间存在特殊的静脉通道，保留灌肠可改善病灶血液循环，促进局部药物吸收和前列腺瘀积物排泄；同时，温热刺激可降低痛觉神经兴奋性，减轻炎性水肿，解除局部神经末梢压力，使肌肉、肌腱、韧带松弛，以消肿止痛。

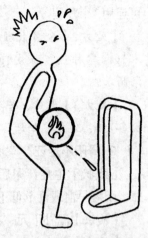

一、辨证论治

1. 湿热下注证

图6-5 慢性前列腺炎

【**症状**】主症：尿频尿急，灼热涩痛。次症：小便黄浊，尿后滴白，阴囊潮湿，心烦气急，口苦口干。舌脉：舌苔黄腻，脉滑实或弦数。

【**治法**】清热利湿，导浊通淋。

中药灌肠治疗

【**处方**】山腊梅叶60g，败酱草、白花蛇舌草、延胡索各50g，三棱、赤芍各20g，柴胡15g。

【**制用法**】水煎取汁100ml，患者大便后，取膝胸卧位或侧卧位，臀部抬高约10cm插管，皮管插入肛门深度约10~15cm，灌入约37℃药液100ml，至少保留2小时，1次/天。治疗4周。

2. 湿热瘀滞证

【**症状**】主症：小便频急，灼热涩痛，排尿困难，余沥不尽，会阴胀痛或下腹、耻部、腰骶及腹股沟等部位不适或疼痛；次症：小便黄浊，尿道滴白，口苦口干，阴囊潮湿；舌脉：舌红，苔黄腻，脉弦数或弦滑。

【**治法**】清热利湿，行气活血。

【**处方1**】草薢30g，黄柏18g，赤芍15g，虎杖15g，大血藤30g，当归15g，川牛膝15g，菟丝子15g，淫羊藿12g，石菖蒲15g，蒲公英20g，白花蛇舌草30g，泽泻15g，川楝子12g。前列腺液常规检查白细胞计数明显增多者加一枝黄花30g、黄芪20g；红细胞计数明显增多者加三七粉（冲服）3g。

【**制用法**】日1剂，水煎浓缩至100ml，待药液冷却至38℃~40℃时，患者取左侧屈膝卧位，臀部抬高，用肛管将药液经肛门注入直肠，保留至少30min。每晚睡前灌肠1次，治疗前嘱患者排尿、排便，保证30min内不排便。10d为1个疗程，可连用3个疗程。

【处方2】金黄散颗粒剂（花粉5g，黄柏3g，白芷3g，大黄2g，姜黄2g，苍术1g，厚朴1g，陈皮1g，南星1g，甘草1g）以温开水60ml调和成溶液后保留灌肠。

【处方3】大黄、苦参、土茯苓、金银花、王不留行子、益母草、三白草、地榆各15g，地龙、知母、黄柏各12g；煎至100ml保留灌肠。

3. 肾阳不足证

【症状】主症：尿后滴沥，劳后白浊；次症：畏寒肢冷，腰膝酸软，精神萎靡，阳痿早泄或性欲低下；舌脉：舌淡胖苔白，脉沉迟或无力。

【治法】温补下元，补肾壮阳。

【处方】熟地黄30g，山药15g，枸杞子30g，山茱萸10g，肉桂6g，杜仲15g，制附子6g，桃仁12g，红花12g，丹参15g，赤芍药15g，川楝子15g，青皮12g，王不留行子15g。

【制用法】每付药浓煎至150ml，42℃保留灌肠，保留2小时以上。

二、栓剂塞肛疗法

已有多项临床试验及系统评价证实前列安栓（由黄柏、虎杖、泽兰、栀子等组成）具有较好疗效，对于以会阴部、腰骶部坠胀痛不适为主要表现，伴或无下尿路症状的患者，或不能耐受口服药物治疗、口服药物依从性差的患者，推荐使用前列安栓，每天1粒，睡前排便后塞肛。此外，野菊花栓、前列腺Ⅰ号栓剂（大黄、黄柏、牛膝、王不留行子等）、自制金黄散栓剂等经临床观察也有很好的疗效。

三、处方经验

马传武等用中药灌肠治疗前列腺痛的基本方为：丹参12g，柴胡12g，当归12g，赤芍药9g，青皮9g，陈皮9g，香附10g，广木香10g，延胡索10g，路路通10g，王不留行子10g，薏苡仁10g，败酱草10g，三棱10g，莪术10g，皂角刺10g。疼痛以下坠为主者加黄芪、升麻；以胀痛为主者加川楝子、荔枝核、橘核；以疼痛为主者加丹参、制乳香、制没药；有热者加蒲公英、紫花地丁；伴腰膝酸软、乏力、性功能障碍者加仙灵脾、仙茅、杜仲、桑寄生。

［参考文献］

［1］中国中西医结合学会男科专业委员会. 慢性前列腺炎中西医结合诊疗专家

共识［J］. 中国中西医结合杂志，2015，35（8）：933-941.

［2］张兴. 中药保留灌肠联合普乐安片治疗慢性非细菌性前列腺炎的临床观察［J］. 河北中医，2018，40（2）：217-220.

［3］樊晓明，李诗国. 山腊梅叶灌肠剂联合盐酸坦索罗辛缓释胶囊治疗Ⅲ型前列腺炎48例［J］. 浙江中医杂志，2019，54（5）：321-322.

［4］王大进. 金黄散颗粒剂保留灌肠治疗前列腺痛的临床观察［J］. 中国医药导报，2010，7（5）：70-71.

［5］赵润璞，陈潇雨，屈淼林，等. 中药直肠给药对肾阳虚型慢性前列腺炎的影响［J］. 中国中医药现代远程教育，2009，7（1）：90-92.

［6］李吉文，颜瑞安，王明安. 针灸中药治疗慢性前列腺炎150例观察［J］. 实用中医药杂志，1999，15（10）：5.

［7］马传武. 中药灌肠治疗前列腺痛126例［J］. 中医研究，2008，21（2）：46-47.

第七章　急诊疾病

第一节　肠梗阻

肠梗阻是指肠内容物不能正常运行、顺利通过肠道，是外科常见的病症。肠梗阻不但可引起肠管本身解剖与功能上的改变，并可导致全身性生理上的紊乱。尽管由于肠梗阻的原因部位、病变程度、发病急慢的不同，可有不同的临床表现，但肠内容物不能顺利通过肠腔则是都具有的，其共同表现是腹痛、呕吐、腹胀及停止自肛门排气排便。肠梗阻根据病因，其发生机制可以分为三类：（1）机械性肠梗阻，最为常见。是由于各种原因引起肠腔变狭小，因而使肠内容物通过发生障碍。可因：①肠腔堵塞，如寄生虫、粪块等；②肠管受压，如粘连带压迫、肠管扭转、受肿瘤压迫等；③肠壁病变，如炎症性狭窄、肿瘤等引起。（2）动力性肠梗阻，发病较上类为少。是由于神经反射或毒素刺激引起肠壁肌功能紊乱，使肠蠕动丧失或肠管痉挛，以致肠内容物不能正常运行，但无器质性的肠腔狭窄。常见的如急性弥漫性腹膜炎、腹膜后血肿或感染引起的麻痹性肠梗阻。亦可见于肠道功能紊乱和慢性铅中毒引起的痉挛性肠梗阻。（3）血运性肠梗阻，是由于肠系膜血管栓塞或血栓形成，使肠管血运障碍，继而发生肠麻痹而使肠内容物不能运行。随着人口老龄化，动脉硬化等疾病增多，现已不属少见。

肠梗阻与中医上"肠结"描述之病症相似，可纳入六腑疾病的范畴。中医学认为其属六腑疾病肠结、腹痛等病证范畴。六腑的共同生理特点是传化水谷、泄而不藏、实而不满、动而不静、降而不升、以通为用。其病理机制主要是饮食不节，热邪郁闭、寒邪凝滞、湿邪中阻、瘀血留滞、蛔虫聚团、燥屎内结等，在这些致病因素的作用下造成肠管瘀结、脏腑功能失调，通降下行失司，全身机能障碍。其中寒邪传阳明之腑，入里化热，与肠中燥屎相结而成，至里热实证为主治重点。由于积滞与实热互结，浊气填塞，腑气不通，故大便秘结，频转矢气，脘腹痞满疼痛，里热消灼津液，糟粕结聚，燥粪积于肠中，故腹痛硬满而拒按。

大肠包括回肠和广肠。回肠上接阑门，下接广肠，广肠下端为魄门，其经脉络肺，统摄于脾。《素问·灵兰秘典论》曰："大肠者，传导之官，变化出焉"。大肠主传导是指大肠接受小肠下移的饮食残渣，使之形成粪便，经肛门排出体外的作用。六腑以通为用，以降为顺，药物直接作用于肠腑，促进肠腑运动。中医认为，大肠络脉络肺，其与肺相表里，而"肺主气"，"肺朝百脉"，所以药物经直肠吸收后可通过经脉上输于肺，再由肺将药物运送到五脏六腑、四肢百骸，而达全身的治疗作用。而"肺主气"，大肠通降可以调节肺的肃降，从而调节全身气机，以助排便。

急重症患者，唯有攻下而消其积，导其滞，才是根本之图。然重病必致体弱，内服攻下之品，恐伤正气。然人有虚瘦羸弱，内服药恐药力太过，伤及正气，故用釜底抽薪之法，以中药灌肠泻下，既不伤正，又可直达病所，临床运用疗效颇佳。

结肠有吸收、储存、消化、分泌和排泄功能。直肠有排泄、分泌和吸收功能。肛管主要功能是排泄粪便。药物直接接触病变部位，在局部形成高浓度给药面，药物在肠腔内吸收，使肠内渗透压升高，可以促进结直肠黏膜细胞分泌黏稠的呈碱性反应的腺液，对粪便有润滑作用，并且促进肠道运动，从而促进粪便排出和减少内毒素的吸收，提高疗效，又可通过黏膜吸收作用而达到全身治疗的目的。此外，灌肠液在直肠内聚到一定量时，直肠内压强达到一定强度，直肠壁感受器发生强烈兴奋，通过神经反射促进排便，亦可以减轻梗阻。

一、辨证论治

1. 腑实气滞，肠腑血瘀型
【症状】腹痛较轻，为阵发性，进食后加重；恶心，但通常没有呕吐；肛门排气排便，但次数或数量减少；无发热，小便正常。主要体征为腹部视诊正常或稍膨隆，无腹部肠型及其蠕动波；触诊轻微压痛不固定，无肌紧张和反跳痛，无肿块或孤立肠袢；听诊肠鸣音次数增加，但无明显亢进，无气过水音。舌质稍紫，舌苔薄腻；脉弦。

【治法】通肠破气，逐瘀通便。

中药灌肠治疗

【处方】肠梗阻灌肠1号：生白术20g，大黄10g，芒硝10g，枳实10g，厚朴10g，桃仁20g，丹参10g。

【制用法】浓煎至200ml，保留灌肠，每日1~2次，以排便2~3次为宜，每周可灌肠5日，休2日。

2. 肠腑燥实，血瘀热结型
【症状】腹痛为持续性，阵发性加重，不能进食进水；恶心，呕吐，呕吐物为胃肠内容物；肛门停止排气排便；发热，小便黄且量减少。主要体征为腹部视诊可见腹部肠型及其蠕动波；触诊压痛明显但不固定，也无肌紧张和反跳痛，偶可触及肿块；听诊肠鸣音次数增加且明显亢进，可闻及气过水音。舌质红且紫暗，舌苔黄且厚腻；脉洪数。

【治法】泄热通腑，凉血逐瘀。

中药灌肠治疗

【处方】肠梗阻灌肠2号：大黄20g，芒硝20g，枳实10g，厚朴10g，桃仁20g，丹参10g，黄芩10g，金银花10g，连翘10g。

【制用法】浓煎至200ml，保留灌肠，每日1~2次，以排便2~3次为宜，每周可灌肠5日，休2日。

3. 肠腑寒凝

【症状】起病急骤，痞满拒按，恶心，呕吐，遇冷加重，得热稍减，腹部胀满，无排气，排便，脘腹怕冷，四肢畏寒，舌淡红，苔薄白，脉弦紧。

【治法】温中散寒，通里攻下。

中药灌肠治疗

【处方】败酱草60g、黄柏30g、天南星15g、赤芍20g、川乌（先煎）6g、草乌（先煎）6g、陈皮10g、制大黄20g、黄芩20g、制乳香10g、制没药30g、厚朴20g。

【制用法】水煎浓缩80~100ml，每晚保留灌肠，10天为1疗程。

二、处方经验

研究表明，复方承气汤不仅可以起到清热解毒，减少体内毒素的作用，还能促使患者体内肠道的蠕动，进而使肠管毛细血管的通透性降低，这是治疗肠梗阻比较有效的方法。药用：柴大黄15g（后下），芒硝10g，枳实15g，厚朴15g，炒莱菔子15g，桃仁9g，赤芍15g，大腹皮30，苏梗30g，藿梗30g，炒白芍30g，醋元胡15g，姜半夏9g，炙甘草10g。加减：若为癌性肠梗阻，则可根据肿瘤类别选用生半夏、蟾皮、全蝎、蜈蚣、白花蛇舌草、半枝莲、土茯苓等进行抗癌治疗。方解：方中大黄泻热通便，厚朴行气散满，枳实破气消痞，诸药合用，可以轻下热结，除满消痞；莱菔子、大腹皮消食下气、行气除胀疗腹胀；元胡、白芍、甘草活血化瘀、缓急止痛疗腹痛；姜半夏降逆止呕；加上藿梗和苏梗一起使用，具有醒脾促运、宣行郁滞的作用。诸药合用，气机条达，腑通瘀去，则痛、胀、闭、吐自除。

［参考文献］

［1］赵进喜，李继安．中医内科学实用新教程［M］．北京：中国中医药出版社，2018：296–300．

［2］葛均波，徐永健．内科学［M］．北京：人民卫生出版社，2013：524–528．

［3］陈信义，赵进喜．内科常见病规范化诊疗方案［M］．北京：北京科学技术出版社，2015：97–106．

［4］马越，孟繁洁，靳英辉，等．中药灌肠联合胃管注入治疗肠梗阻疗效的系统评价［J］．中国循证医学杂志，2014，14（10）：1254–1262．

［5］韩丽娜．中药灌肠结合针灸治疗不完全性肠梗阻的疗效分析［D］．吉林大学，2016．

［6］缪锦松，李宁，黎代强，等．中药灌肠联合芒硝外敷治疗麻痹性肠梗阻效果观察［J］．中国临床新医学，2017，1006：568–570．

［7］林晖，孙健．中药灌肠治疗慢性便秘临床研究进展［J］．辽宁中医药大学学报，2010，1203：192–195．

［8］赵鑫，吴丽，陆晔．揿针配合中药灌肠治疗单纯性肠梗阻疗效观察［J］．上海针灸杂志，2019，3806：642–645．

第二节　脓毒症

脓毒症指由明确感染灶或高度怀疑的感染引起的全身炎症反应，它是严重创伤、休克、感染等危急重症患者的严重并发症之一，其进一步发展可导致严重脓毒症、脓毒症休克及多器官功能障碍综合征（MODS）。对于脓毒症发病机制的研究最初认为是炎症反应占主导，其中包括对细菌内毒素、炎症细胞及炎症因子的研究。近年研究认为脓毒症是由病原微生物及其产物广泛启动机体防御机制，从而诱发的一系列反应，包括细胞因子的产生释放、免疫细胞的启动、内皮细胞的激活以及血浆蛋白级联反应的启动等，还有多种信号转导通路及神经—内分泌系统参与调控。脓毒症多具备以下的临床表现：发热（体温>38.3℃）或低体温（体温<36℃）；心率快（>90次/分）；气促（>30次/分）；意识障碍；明显水肿或液体正平衡（24h>20ml/kg）等症状。

中医典籍中尚未见脓毒症的概念，但因其具有发热、厥脱、腑气不通等症状，现代医家普遍将本病归入"伤寒"、"外感热病"、"温毒"、"走黄"、"内陷"等疾病之内。脓毒症病位涉及诸多脏腑，病机复杂。《金匮要略心典》云："毒，邪气蕴结不解之谓"。刘清泉教授将诱发脓毒症的毒邪分为"外来之毒"和"内生之毒"。所谓外来之毒，即六淫之邪、疫疠之气等侵入机体；内生之毒即机体不能抗邪外出，内郁日久而酿生热、瘀、痰等病理产物，由于邪气亢盛，正气渐衰，无力抗衡而突然起病，故归纳其病机为"正虚毒损、络脉瘀滞"。有医家认为，脓毒症是因外界邪毒入侵机体，激发体内正气抵抗，正邪交争于内，日久正气逐渐损耗，而邪毒仍阻滞不出，导致出现正气虚弱，邪气亢盛。还有医家认为脓毒症的发病是邪毒内蕴、正气亏虚、瘀血内结三者共同作用、相互为患的结果。综上，现对于脓毒症的机认识主要包括外邪入侵、邪蕴成毒、正虚邪亢、痰瘀热毒壅滞不出，交互为患等观点。诸多医家提出，脓毒症可参照卫气营血辨证方法进行辨证，且其临床表现与卫气营血辨证各阶段具有相似性。现代医家通过临床观察发现，脓毒症的证候要素主要包括"热毒"、"痰"、"瘀"、"虚"。脓毒症初起易虚易实，而后往往表现为正气耗伤而邪气未出，虚证与实证并见的虚实夹杂证，最终大多演化为虚证或虚实夹杂证。

《素问·灵兰秘典论》说："大肠者，传导之官，变化出焉"。中医认为，大肠络脉络肺，其与肺相表里，而"肺朝百脉"，所以药物经直肠吸收后可通过经脉上输于肺，再由肺将药物运送到五脏六腑、四肢百骸，而达全身的治疗作用。同时大肠、小肠、膀胱同居下焦，肾主水液，司二便，从而为直肠给药治疗急、慢性肾衰竭等疾病提供了相关理论基础，酷似"透析"作用。所以，灌肠疗法现代医学作用机制有：①灌肠疗法通过直肠给药，药物可经肠道黏膜直接吸收入血，相比口服给药途径减少了肝脏的首过效应，所以直肠给药吸收入血后，外周血药物浓度达到峰值的高度和时间都较口服方式有较大的优势，同时也能够克服脓毒症肠功能障碍患者经常不能口服给药的不足。②结肠透析的机理，人体的结肠是一种生物半透膜，将灌肠药液注入患者结肠内，药液中的物质的浓度与血液循环中的物质浓度不同，通过弥散和渗透原理将体内多余的水分以及代谢产物吸收到结肠药液中，然后排出体外，这一做法类似于腹膜透析。③灌肠药液可以减少代谢产物与内毒素的堆积，如抑制某些肠道内细菌的生长和繁殖，能减少其分解蛋白质，减少肠源性氮质的产生。

一、辨证论治

1. 热毒内盛，气分实热型

【症状】高热恶热、面红目赤、口渴咽干、渴喜冷饮、咽喉肿痛、两目胀痛、耳鸣、心烦失眠、头晕神昏、口舌生疮、牙龈出血、或耳内肿痛流脓，或有面色发黄、黄如橘皮、外阴瘙痒、排尿疼痛、大便干结等症状，舌红，舌苔偏黄厚，脉大或洪。

【治法】宣肺透邪，通泻阳明热结。

中药灌肠治疗

【处方】麻杏石甘汤合大柴胡汤加减。

【制用法】浓煎至200ml，保留灌肠，每日1~2次，以排便2~3次为宜，每周可灌肠5日，休2日。

2. 瘀毒损络，气营两燔型

【症状】以壮热，头痛如劈，两目昏瞀，骨节烦痛，身如被杖，或狂躁谵妄，口渴引饮，或惊厥抽搐，或吐血衄血，瘀色深紫，疏密不匀，舌绛苔焦，脉浮大数或沉细数。

【治法】营分证偏盛者：清营解毒、透热转气；

血分证偏盛者：凉血解毒，泄热存阴。

中药灌肠治疗

【处方】营分证偏盛者：清营汤加减。

血分证偏盛者：犀角地黄汤加减。

【制用法】浓煎至200ml，保留灌肠，每日1~2次，以排便2~3次为宜，每周可灌肠5日，休2日。

3. 正气欲脱，瘀毒未除型

【症状】发热，倦怠无力，气短懒言，面白唇暗，恶心呕吐，头晕心悸、腰膝冷痛，四肢厥冷，小便量少，甚至无尿，舌蜷缩，淡胖，苔白，脉沉细或脉沉细数。

【治法】益气扶正固脱，兼用活血解毒。

中药灌肠治疗

【处方】参附汤合生脉散回阳救逆并可配合使用参麦和参附中药注射液。

【制用法】浓煎至200ml，保留灌肠，每日1~2次，以排便2~3次为宜，每周可灌肠5日，休2日。

二、处方经验

研究表明单味中药或其提取物，如大黄、黄芪、连翘等，可改善脓毒症患者胃肠功能障碍，保护心肌，改善心功能，纠正免疫紊乱与凝血异常，解决多系统功能障碍，值得临床上进一步的借鉴和应用。故，①可用大黄净化液加减，方药：大黄、姜黄、牡蛎、蒲公英、当归、甘草。方解：方中大黄清热解毒、活血化瘀、通腑泻浊、祛除湿浊水毒、安和五脏；蒲公英清热解毒；当归活血化瘀；牡蛎软坚散结、收敛固涩；姜黄对脓毒症实验模型具有抗炎作用。②益气通腑逐瘀方加减：方药：黄芪30g，生地黄15g，桃仁15g，大黄9g，枳实15g，丹参15g，当归15g，赤芍9g，牡丹皮9g，川芎9g，红花9g。方解：益气通腑逐瘀方具有益气养阴、通腑泻热、活血化瘀的功效。研究表明益气养阴类药物能够提高机体对内毒素的攻击能力，并能够抑制TNF-α的过度释放，提高机体免疫功能；大黄等通腑类中药能够提高脓毒症患者的动脉氧分压及血氧饱和度，降低乳酸浓度，具有改善组织氧含量，减少组织无氧代谢，改善机体氧合状态的作用。活血化瘀类药物具有保护血管内皮细胞，改善凝血机制，抑制自由基释放，降低黏附分子表达等作用。

［参考文献］

［1］赵进喜，李继安．中医内科学实用新教程［M］．北京：中国中医药出版社，2018：296-300．

［2］葛均波，徐永健．内科学［M］．北京：人民卫生出版社，2013：524-528．

［3］陈信义，赵进喜．内科常见病规范化诊疗方案［M］．北京：北京科学技术出版社，2015：97-106．

［4］赵国桢，郭玉红，李博，等．中医药防治脓毒症的研究进展［J］．中国中药杂志，2017，4208：1423-1429．

［5］姚咏明，张艳敏．脓毒症发病机制最新认识［J］．医学研究生学报，2017，3007：678-683．

［6］肖莹莹．脓毒症中医治疗的专家意见调查及中医证候规律的观察［D］．广州中医药大学，2014．

［7］张利娟，张广清，吴巧媚，等．脓毒症肠功能障碍的中医外治法研究进展［J］．江西中医药，2015，4611：67-69．

［8］师灵灵，韩艳秋，任慧娟，等．脓毒症的病理生理机制研究进展［J］．中华医院感染学杂志，2016，2608：1914-1916．

［9］李慕云，苏和，张雪峰，等．脓毒症的中医药诊治进展［J］．中国中医急症，2019，28（02）：371-373．

［10］肖秋生．中药灌肠方+针刺联合常规疗法治疗ICU脓毒症胃肠功能障碍随机平行对照研究［J］．实用中医内科杂志，2019，3305：74-77．

［11］鲁召欣，宋永欣，闫志兴，等．益气通腑逐瘀方灌肠疗法对脓毒症患者血清细胞因子的影响［J］．中国中医急症，2015，2402：247-248+251．

[12] 史玉虎，张冠，刘慧芳，等. 大承气汤加减灌肠治疗脓毒症对血乳酸水平的影响［J］. 中药药理与临床，2015，3102：206-207.

[13] 杨忆熙. 大黄甘草汤类方辨证灌肠对脓毒症肠功能障碍患者病情严重程度的影响［D］. 中国中医科学院，2010.

[14] 胡斌，刘冰，赵浩延，等. 中医药治疗脓毒症的研究进展［J］. 中国医药指南，2020，1822：32-33.

第三节 胃肠衰竭

　　胃肠功能衰竭是指机体在应激状态下，胃肠黏膜水肿、糜烂，形成溃疡，常继发于各种危重疾病如脓毒症、严重缺氧、严重消化道疾病，导致胃肠道黏膜屏障功能破坏，细菌、内毒素入血，形成肠源性感染，引起全身炎症反应，导致中毒性肠麻痹，最终引发多脏器功能不全综合征。主要临床表现为消化道大出血、严重腹胀、肠麻痹、顽固性腹泻、不能进食等。导致胃肠功能衰竭的病因可有：严重感染性疾病如严重脓毒症、重症肺炎、胰腺炎等；各种原因所致的组织缺氧缺血如各种休克、中毒及心肺复苏术后等；严重创伤或烧伤、颅脑创伤或病变等；各种与全身炎症反应相关的综合征如MODS等；各种原因所致的腹内压增高和腹腔间隔室综合征；医源性因素大量输血、输液等。其主要机制为肠道屏蔽破坏、细菌及内毒素易位、激素水平变化、细胞凋亡及谷氨酰胺代谢紊乱等。它不像心、肺等器官疾病那样直接威胁生命，其发展缓慢，一旦凸显，病理进程很难被逆转，病死率较高。

　　在中医学的理论中，并无"胃肠功能衰竭"的病名，亦无有关于此病的具体记载。大多根据其症状来命名，此病多命名为"腹痛"、"便秘"等范畴，严重者与"阳结"、"肠结"、"脏竭"、"关格"、"厥证"等相似。脾虚弱是发病基础，胃肠功能障碍患者病情危重，大多年高体脾胃素虚或久病迁延不愈，必然久病伤正，致内伤脾胃，正气虚弱，《难经》云"气者，人之根本也"，先天之精靠后天滋养，后天入不足，精微物质不能充养，则见神疲乏力、完谷不化、纳差、大便秘结或泄泻等症状；气滞腑实是病之标，胃肠功能衰竭多发生于腹部大手术、严重感染、多脏器功能衰竭等危重疾病，因长期禁食、卧床制动、药物等因素，导致气机阻滞，肝气犯中土，脾胃升降失常，肠道传化失司，当升不升，当降不降不通则痛，不通则胀，滞成病，则见满、困重、呕逆、腹痛、大便秘结等，甚则高热、腹胀如鼓，腹皮绷急，呕吐臭秽，便结不通，舌红苔黄等类似腑实证表现；瘀热内结加重病情，中医认为"久病入络"胃肠功能障碍初期在脏，久必入血在腑，病程日久，则脾胃功能失调，致气机阻滞上下不能，气滞日久，气结则血凝，可由气及血，形成瘀血之证，瘀而内阻，久瘀积热，瘀热内阻脏腑，临床可见腹胀，腹痛如刺等表现；湿浊内阻致病程长久难愈，患者疾病早期就伴有脾胃功能受损，脾主运化水湿，若运化失常，肠道传化失职，则水湿停滞、内聚，反之又可阻滞脾胃运化功能，并随病情可寒化或热化，湿性重浊、黏滞，致使寒热混杂、湿浊内阻，常见乏力、纳差、腹胀、腹泻或便秘等症状。湿、瘀、虚胶着，加重病情进展，难治难愈。

①《素问·灵兰秘典论》曰："大肠者，传导之官，变化出焉"。大肠主传导是指大肠接受小肠下移的饮食残渣，使之形成粪便，经肛门排出体外的作用。六腑以通为用，以降为顺，药物直接作用于肠腑，促进肠腑运动。②中医认为，大肠络脉络肺，其与肺相表里，而"肺主气"，"肺朝百脉"，所以药物经直肠吸收后可通过经脉上输于肺，再由肺将药物运送到五脏六腑、四肢百骸，而达全身的治疗作用。

急重症患者，唯有攻下而消其积，导其滞，才是根本之图。然重病必致体弱，内服攻下之品，恐伤正气。然人有虚瘦羸弱，内服药恐药力太过，伤及正气，故以辨证论治之法，用中药灌肠泻下，既不伤正，又可直达病所，临床运用疗效颇佳。

灌肠疗法现代医学作用机制：①灌肠疗法通过直肠给药，药物可经肠道黏膜直接吸收入血，相比口服给药途径减少了肝脏的首过效应，所以直肠给药吸收入血后，外周血药物浓度达到峰值的高度和时间都较口服方式有较大的优势，同时也能够克服脓毒症肠功能障碍患者经常不能口服给药的不足。②灌肠药液可以减少代谢产物与内毒素的堆积，清除肠道内细菌和内毒素，改善微循环，抗菌消炎中和毒素；增强网状内皮系统的吞噬能力和诱生肠黏膜免疫分泌物，调整肠道内菌群维护肠道生物学屏障的稳定性，从而减轻其对机体的危害。③灌肠药液可以减少应激性溃疡的发生，改善微循环，纠正机体缺氧的状况，改善肠道的功能；并可以防止应激性胃肠黏膜病变伴出血，中毒性肠麻痹的发生率明显降低。

一、辨证论治

1. 热毒内盛，阳明腑实型

【症状】高热恶热，面红目赤，口渴咽干，渴喜冷饮，白细胞计数升高，呼吸加快，腹满胀痛，大便干结，甚者神志不清、高热惊厥，舌质红，舌苔黄厚腻或黄燥。

【治法】通腑泄热，理气消导。

中药灌肠治疗

【处方】大承气汤合四磨饮子加减：生大黄（最大量可用至50g）、枳实、厚朴、槟榔、木香、莪术、蒲公英、败酱草、豆蔻等，期间必须顾护胃气。

【制用法】浓煎至200ml，保留灌肠，每日1~2次，以排便2~3次为宜，每周可灌肠5日，休2日。

2. 气结血凝，瘀毒损络型

【症状】见口唇紫绀，发热，腹痛如刺，大便干结，胸闷气促，舌淡紫暗，舌底脉络迂曲，脉弦涩或弦细等。

【治法】活血化瘀，清热解毒。

中药灌肠治疗

【处方】血府逐瘀汤化裁，兼有热毒者可加用四妙勇安汤：桃仁、红花、赤芍、莪术、川芎、金银花、丹参、水蛭、白花蛇舌草、大黄、焦栀子、佛手、山药等药治疗。

【制用法】浓煎至200ml，保留灌肠，每日1~2次，以排便2~3次为宜，每周可灌肠5日，休2日。

3. 中焦失运，湿浊内生型

【症状】脘腹胀满，食欲不振，口甜口腻，倦怠无力，气短懒言，恶心呕吐，或可见小便量少，四肢肿胀，舌淡胖，苔白或白腻，脉细或脉濡数。

【治法】醒脾健运，利湿化浊。

中药灌肠治疗

【处方】香砂六君子汤加减：砂仁、豆蔻、木香、延胡索、茯苓、白术、苍术、黄芩、薏苡仁、陈皮、半夏等。若兼有气虚者可加用黄芪、党参、山药、白扁豆等益气健脾药物。

【制用法】浓煎至200ml，保留灌肠，每日1~2次，以排便2~3次为宜，每周可灌肠5日，休2日。

二、处方经验

研究表明，大承气汤对免疫功能、肠源性内毒素、胃肠功能等均具有一定影响，能促进胃肠道平滑肌的蠕动及胃肠壁血液循环，减轻组织水肿，促使坏死组织吸收，拮抗系统炎症反应，预防和治疗胃肠功能衰竭。故①用加味承气汤，方药：大黄10g、芒硝10g、枳实10g、厚朴6g、赤芍10g、丹参10g、赤芍9g、牡丹皮9g、红花9g。方解：通里攻下活血化瘀作用的加味承气汤通过灌肠的方式，使药物直接被肠道吸收，局部发挥清除细菌、中和降解内毒素，改善肠道微循环，降低微血管通透性，保护肠黏膜屏障的完整性，对伴发急性应激性胃黏膜病变的患者尤为合适，尽快帮助排出肠道的血液成分、减少对肠道的刺激，作用直接而快捷，副作用相对较少。②用生大黄粉：现代研究认为大黄能提高危重症患者胃肠黏膜内pH值，改善胃肠黏膜血流灌注，明显降低MODS患者血浆内毒素含量，可以改善黏膜的血流灌注情况，清除炎性介质，防治危重症患者胃肠功能衰竭。方药：生大黄10~15g。方解：中医理论认为大黄味苦，性寒，归脾胃、大肠、肝、心经，有泻下攻积、清热泻火、止血、解毒、活血祛瘀、清泄湿热等作用。《药品化义》谓："大黄气味重浊，直降下行，走而不守"，其具有维护肠道屏障功能、促进大肠蠕动、防治肠道菌群易位、松弛括约肌、利胆、抑制胰酶分泌和防治微血栓形成的作用，对降低肠衰竭发生率具有重要意义。

[参考文献]

[1] 赵进喜，李继安. 中医内科学实用新教程 [M]. 北京：中国中医药出版社，2018：296-300.

[2] 陈德昌，景炳文，杨兴易，等. 大黄对危重症患者胃肠道的保护作用 [J]. 中国危重病急救医学，2000，02：87-90.

[3] 武慧，周大勇，韩娟，等. 理脾解毒煎剂干预危重病患者胃肠功能衰竭的临床研究 [J]. 中医药临床杂志，2012，2401：53-55.

[4] 范铁兵，杨志旭. 中医药防治危重症胃肠功能障碍研究进展 [J]. 中国中医急症，2012，2105：770-772.

[5] 智屹惠，王坤根，江荣林，等. 理气活血法治疗胃肠功能衰竭临床疗效观察 [J]. 中华中医药学刊，2013，3106：1414-1416.

[6] 董宁，杨培中，王恩兴，等. 观察"通里攻下法"对出血型脑卒中胃肠衰竭的治疗效果 [J]. 山东医学高等专科学校学报，2007，04：301-303.

[7] 马力. 大黄预防严重创伤术后胃肠衰竭的研究 [J]. 医药论坛杂志，2007，22：6-7+10.

[8] 陆如凤，黄小民，何煜舟，等. 大黄预防严重创伤术后胃肠衰竭临床观察 [J]. 中国中医急症，2009，1808：1247-1248.

[9] 史冬梅，张锐，杜秀民. 加味大承气汤灌肠保护脑卒中患者肠黏膜研究 [J]. 中华全科医学，2009，712：1294-1295.

[10] 杜秀民，张锐，田孝安，等. 加味大承气汤灌肠对危重脑卒中患者肠黏膜屏障保护作用的研究 [J]. 中国中医急症，2009，1810：1581-1582.

[11] 王庆，陈忆莲，吴国琳，等. 基于数据挖掘探析名老中医余国友治疗胃肠功能衰竭用药规律 [J]. 中国中药杂志，2017，4219：3809-3814.

［12］刘晓兰. 大黄对危重病患者胃肠功能衰竭及多器官功能障碍综合征的防治研究［J］. 中药药理与临床，2014，3006：172-174.

［13］金水芳，江荣林. 桃红四物汤加减治疗气虚血瘀型脓毒症胃肠功能衰竭20例临床观察［J］. 浙江中医杂志，2015，5005：348.

［14］王丁超，苏秀平，李亚，等. 从"虚"、"瘀"、"毒"论治脓毒症胃肠功能衰竭临床研究［J］. 山西中医，2015，3106：15-16+24.

［15］运苛政，武慧. 中医药防治胃肠功能衰竭研究概况［J］. 河南中医，2011，3107：818-820.

［16］蔡莉娟，江荣林. 通里攻下法防治危重症患者胃肠功能衰竭的进展［J］. 浙江中西医结合杂志，2010，2010：649-651.

第四节　中风急性期

中医学中的中风，相当于西医学中的脑出血与脑梗死，患者不同部位的病变，可见不同的临床症状，如基底节区病变可见三偏症状，椎体外系症状，精神障碍和人格改变等；脑叶病变可见轻偏瘫、感觉障碍、失语、癫痫等；脑干病变则可出现中枢性呼吸障碍、中枢性高热、甚至影响血压、心率等生命体征，昏迷等；小脑病变常见头晕，头痛，剧烈呕吐，共济失调，小脑语言等症状。临床上应行颅脑CT检查，及时判断出血还是梗死，若为出血，需要了解出血部位和出血量，梗死则需要了解栓塞部位。性别、高龄、高血压病、高脂血症、糖尿病、肥胖、吸烟、酗酒、便秘、情绪激动、口服抗凝药物、妊娠等均为危险因素。临床上应当结合患者临床症状制定合适的治疗方案，准确地评估预后。

中风早在《黄帝内经·风论》中就有记载："饮酒中风"、"入房汗出"、"新沐中风"，此"中风"一名的记载，实为感受或冒触自然界之风邪，与中风病不是一个概念。在《黄帝内经》中亦在此提到了"偏枯"一词，以及"偏风"、"痱"、"大厥"、"痿厥"、"薄厥"等词句，实则指中风病或类似中风样发作的疾病。《金匮要略》中云"当半身不遂，或但臂不遂者，此为痹，脉微而数，中风使然。"这是"中风"首次作为疾病名称出现。清代王清任的《医林改错》中纠正以往医理的错误，创制一系列活血化瘀方剂，对中风的诊疗做出了相对大的贡献。中医学理论认为，正常的人体需要气血充实，阴阳平和，则心脑之神机各司其职。若在年老劳累积损的基础之上，加之情志过极、饮食不节等各种原因导致机体气血逆乱、阴阳暴乱时则发为中风病，此时体内肝阳暴亢，生火生风，风夹痰横窜脉络，上蒙神窍，血液上冲破脉而出。心、脑是中风病发病时期的主要病位，与肝肾关系密切。

中药灌肠治疗中风急性期的机制与下列相关：①中风急性期患者常有意识障碍，不能口服给药的，灌肠疗法通过直肠给药，药物可经肠道黏膜直接吸收入血，相比口服给药途径减少了肝脏的首过效应，同时外周血药物浓度达到峰值的高度和时间都较口服方式有较大的优势。②灌肠后可通过泻下作用，降低颅内压，减轻脑水肿。③灌肠药液可以减少代谢产物与内毒素的堆积，清除肠道内细菌和内毒素，改善微循环，抗菌消炎，中和毒素，调整肠道内菌群，维护肠道生物学屏障的稳定性，从而减轻其对机体的危害。④灌肠药液可以减少应激性溃疡的发生，改善微循环，纠正机体缺氧的状况，改善肠道的功能，所以中药灌肠对于本病的治疗有独特优势。

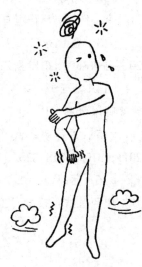

图7-1　中风急性期

一、辨证论治

1. 痰热腑实型

【症状】素有头痛眩晕，心烦易怒，突然发病，半身不遂，口舌歪斜，舌强语謇或不语，神志欠清或昏糊，肢体强急，痰多而黏，伴腹胀，大便秘结，小便黄赤，舌质暗红，或有瘀点瘀斑，苔黄腻，脉弦滑或弦涩。

【治法】通腑泄热，息风化痰。

中药灌肠治疗

【处方】生大黄10g，郁金10g，菖蒲15g，胆南星15g，瓜蒌10g，厚朴10g，枳实10g。

【制用法】浓煎至200ml，高位保留灌肠，每天2次。以每日2~3次软便为宜。3天为一疗程，根据病情决定后续疗程。

2. 肝阳上亢型

【症状】急性起病，突发半身不遂，口舌歪斜，舌强言謇或不语，偏身麻木，发病前常有眩晕耳鸣，头目胀痛，面红目赤，急躁易怒，失眠多梦，腰膝酸软，头重脚轻等表现，舌红少津，脉弦或弦细数。

【治法】潜阳息风，滋阴通腑。

中药灌肠治疗

【处方】生大黄10g，厚朴10g，枳实10g，生地20g，知母15g，玄参15g，胆南星15g，钩藤15g（后下）。

【制用法】浓浓煎至200ml，高位保留灌肠，每天2次。以每日2~3次软便为宜。3天为一疗程，根据病情决定后续疗程。

3. 阴竭阳脱型

【症状】患者发病前素体较弱，病起突然，半身不遂，口舌歪斜，呼之不应，甚则昏迷，气息微弱，大汗淋漓，手足厥冷，目合口开，手撒尿遗，舌蜷缩，脉微细欲绝。

【治法】回阳救逆，通腑降浊。

中药灌肠治疗

【处方】人参20g，黄芪30g，附子5g，五味子10g，大黄15g。

【制用法】浓煎至200ml，高位保留灌肠，每天2次。以每日2~3次软便为宜。3天为一疗程，根据病情决定后续疗程。

二、处方经验

1. 醒脑灌肠液

大黄性寒味苦，归脾、胃、大肠、肝、心包经。有泻下攻积，清热泻火，凉血解毒，逐瘀通经、利湿退黄的功效。石菖蒲：其性微温，味辛，入心、肝、脾经，具有芳香之气，行散之力强，为通窍宣气之上品。功能豁痰开窍，理气醒神，其清芬之气能助人精神振奋，使人耳聪目明，现代药理学研究证实，石菖蒲具有：镇静抗惊、醒脑开窍的作用。有脑保护、益智作用。水蛭可解除血管痉挛、抗炎症反应、改善微循环、抗内毒素、调节免疫应答、抗氧化应激、抑制血小板粘附聚集等多重功效。

治则治法：通腑泄热，化痰祛瘀，熄风开窍。

方药：生大黄10g，冰片3g，石菖蒲15g，炒水蛭10g。

制用法：浓煎至200ml，高位保留灌肠，每天2次。以每日2~3次软便为宜。3天为一疗程，根据病情决定后续疗程。

方解：方中大黄入大肠、肝、心包经，为君药，其性味苦寒，功能清泻阳明燥热，通腑泄热存阴，晋代善于治疗急症的医家葛洪广泛地将大黄应用于临床，取其通腑之效的同时，认为大黄能下癖血，破积聚，推陈致新，故大黄为君具有釜底抽薪，引风、火、痰、瘀等毒邪下行之意，邪去则正安，可达泄热驱邪、理气开窍的作用；石菖蒲豁痰开窍，辟秽化浊，醒脑益智；冰片性味芳香，善于走窜，能凉肝开窍，可为诸药之走卒，与石菖蒲共为全方臣药；水蛭为佐药，入肝经，具有破血、逐瘀、通经、消肿之功，其破血逐瘀之力尤强，可驱逐积于脑窍之瘀血，以利新血生，解除脑部毒损。方中通腑泄下之大黄和活血化瘀之水蛭同用，可发挥治上取下，引邪下行，涤荡肠府，去瘀血，除郁热，急下存阴的功效。从而使逆乱之气血得以纠正，风火痰瘀诸症得除。

2.通腑开窍灌肠液

中医学认为，大肠包括结肠和直肠，其络脉络肺，与肺相表里，而"肺朝百脉，主治节"，所以，药物经直肠吸收后可通过经脉上输于肺，再由肺将药物运送到五脏六腑、四肢百骸，因此能减少痰、热、瘀之邪闭阻脉络而出现传变。

治则治法：通腑泻热、醒神开窍、祛邪安正。

方药：大黄12g，枳实12g，桃仁12g，厚朴12g，石菖蒲12g，郁金12g，胆南星12g。

制用法：浓煎至200ml，高位保留灌肠，每天2次。以每日2~3次软便为宜。3天为一疗程，根据病情决定后续疗程。

方解：方中大黄降阳明胃腑之热，引气血下行，直折肝阳暴亢，令亢阳下潜而"气复返"，配伍厚朴、桃仁、石菖蒲、郁金、胆南星理气活血、涤痰开窍之品，使火、热、痰、瘀之邪自下而出，痰热、痰浊之邪不得上扰神明，有如"釜底抽薪"之功。

3.通腑灌肠汤

大黄在《医学衷中参西录》中记载"能开心下热痰以愈疯狂，降肠胃热实以通燥结。其香窜透窍之力，性虽趋下，而又善清在上之热"，《神农本草经》中记载石菖蒲的作用"开心窍、补五脏、通九窍"，《本草正义》亦详细记载，该药"开心窍、补五脏者，亦以痰浊壅塞而言，荡涤邪秽，则九窍通灵。"根据现代研究，虎杖、蒲公英、夏枯草、丹参可以调节胃肠功能，具有广谱抗菌，免疫调节，改善血流动力学的作用，具有保护神经、抗氧化应激反应的功能。

治则治法：清热通腑、凉血醒脑、醒神开窍。

方药：生大黄10g（后下），芒硝6g（冲），虎杖30g，石菖蒲30g，蒲公英30g，夏枯草30g，丹参10g。

制用法：浓煎至200ml，高位保留灌肠，每天2次。以每日2~3次软便为宜。3天为一疗程，根据病情决定后续疗程。

方解：秉承医圣张仲景使用大承气汤之意，其中大黄、芒硝以通腑泄热、软坚散结；虎杖、蒲公英清热解毒；夏枯草泻肝火；丹参活血止血；石菖蒲醒脑开窍。诸药合用共奏清热通腑、凉血醒脑之功。

加减：伴血压持续较高者加用牛膝15g，决明子15g，

伴有甘露醇引起肾损害者加煅牡蛎45g，槐花30g，

伴有肺感染者加黄芩15g，鱼腥草30g，

伴有高热者加生地黄15g，玄参15g。

[参考文献]

［1］葛均波，徐永健．内科学［M］．北京：人民卫生出版社，2013：524-528.

［2］赵进喜，李继安．中医内科学实用新教程［M］．北京：中国中医药出版社，2018：296-300.

［3］靳伟．通腑醒脑汤治疗肝性脑病（痰热上扰证）的临床研究［D］．河南中医学院，2014.

［4］熊丽辉．基于系统科学理论的王永炎学术团队治疗中风急性期痰热腑实证医案研究［D］．中国中医科学院，2012.

［5］张明珠．浅谈中药灌肠在中风病中的应用［J］．环球中医药,2019,12（05）：746-748.

［6］陆岸英．通腑开窍灌肠法治疗中风急性期临床观察［J］．中国中医急症，2008，07：888-889.

［7］石冬燕，朱垚，常诚．通腑法在中风急性期的机制探讨及临证应用［J］．中国中医急症，2015，24（11）：1977-1979.

［8］韩文刚．通腑泄热法治疗中风急性期46例［J］．中国中医基础医学杂志，2004，10：32.

［9］王晓克．醒脑灌肠液治疗出血性中风急性期（痰热腑实型）的疗效观察［D］．河南中医药大学，2017.

［10］程一升，倪渝鲲，赵元琛．自拟通腑灌肠汤保留灌肠治疗脑出血急性期的疗效观察［J］．中国中医急症，2012，21（11）：1735-1737.

第八章 内科疾病

第一节 细菌性痢疾

细菌性痢疾（bacillary dysentery）简称菌痢，是痢疾杆菌引起的急性肠道传染病。临床可分为急性菌痢和慢性菌痢。痢疾杆菌进入人体后是否发病，取决于细菌数量、致病力和人体抵抗力等三方面因素。痢疾杆菌在肠道黏膜固有层可引起局部炎性反应，在其内繁殖、释放毒素，引起炎症反应和微循环障碍，导致肠黏膜炎症、坏死及溃疡，并由黏液、细胞碎屑、中性粒细胞、渗出液和血形成黏液脓血便。主要表现为腹痛、腹泻、排黏液脓血便以及里急后重等，可伴有发热及全身毒血症状，严重者可出现感染性休克和（或）中毒性脑病。

《素问》曰："食饮不节，起居不时者，阴受之……下为飧泄，久为肠澼。"根据该病出现腹泻、里急后重、排黏液脓血等症状，本病属于祖国医学的"滞下""肠澼""痢疾"等范畴。多因外感时邪疫毒、内伤不洁饮食所致，是因外感时行疫毒、内伤饮食而致邪蕴肠腑脂膜，气血凝滞，传导失司，以腹痛腹泻、里急后重、下痢赤白脓血为主要临床表现的具有传染性的外感疾病。主要病机为气血邪毒凝滞于肠道脂膜，化为脓血。其病变部位主要在大肠，与脾、胃密切相关，可累及心、肝、脾等脏腑，本病初期多实证，下痢日久，可由实转虚或虚实夹杂。

中药灌肠治疗痢疾，尤以早期为好，药液灌入肠道直接作用于局部，利用肠黏膜组织具有半透膜的特性，有选择地吸收和排泄功能，使灌入肠道的药液吸收入血。基于此作用原理，灌肠疗法不仅能直接杀灭病菌，并通过引流、冲洗，使大量的脓性分泌物、细菌及细菌毒素、炎性代谢产物随灌肠液一起排出体外，从而大大减少内毒素的吸收起到全身的抗菌作用，改善肠道内环境，保护和修复已损伤的肠道黏膜。

痢疾杆菌对黏膜上皮细胞的侵袭力是致病的主要因素，病变主要发生于大肠，尤以乙状结肠及直肠为重，保留灌肠直接作用于局部，利用肠黏膜组织具有半透膜的特性，有选择地吸收和排泄功能，使灌入肠道的药液吸收后收到整体治疗效果。

一、辨证论治

1. 湿热痢

【症状】腹痛阵阵，痢下赤白脓血，口干喜饮或伴发热，里急后重，肛门灼热，小便短赤，呕恶，苔黄腻，脉滑数。

【治法】清肠化湿，调气和血。

中药灌肠治疗

【处方】芍药15g、黄芩15g、黄连10g、大黄15g、槟榔10g、当归15g、木香6g、枳壳20g、车前草10g、苍术6g、葛根20g、藿香10g。

【制用法】加水浓煎至200ml，先给患者作清洁灌肠，发热者以冷盐水清洁，后做保留灌肠1次/d，连续3d。也可用白头翁汤煎剂直肠滴入。Ⅲa级证据，有选择性地推荐。云南白药2g、黄连素0.1~0.3g，加入10~50ml生理盐水中，保留灌肠，2次/d，3d为1个疗程。Ⅱa级证据，有选择性地推荐。

2. 疫毒痢

【症状】发病急骤，腹痛剧烈，里急后重较剧，高热，痢下鲜紫脓血，可有昏迷痉厥，舌红绛，苔黄燥，脉滑数。

【治法】清热解毒，凉血除积。

中药灌肠治疗

【处方】白头翁15g、黄连10g、黄柏10g、银花20g、秦皮10g、赤芍20g、丹皮10g、川军10g、生地榆30g、马齿苋30g。

【制用法】加水浓煎至200ml，先给患者作清洁灌肠，发热者以冷盐水清洁，后做保留灌肠1次/d，连续3d。也可用白头翁汤煎剂直肠滴入。Ⅲa级证据，有选择性地推荐。云南白药2g、黄连素0.1~0.3g，加入10~50ml生理盐水中，保留灌肠，2次/d，3d为1个疗程。Ⅱa级证据，有选择性地推荐。

3. 虚寒痢

【症状】腹部隐痛，痢下稀薄或白冻，滑脱不禁，四肢不温，畏寒神倦，食少神疲，舌淡，苔薄白，脉沉细而弱。

【治法】温补脾肾，收涩固脱。

中药灌肠治疗

【处方】补骨脂12g、五味子6g、豆蔻6g、吴茱萸3g、生姜10g、大枣5枚。

【制用法】上述方剂煎取200ml，每晚睡前保留灌肠1次，30d为1个疗程，可连续应用3~5个月。

4. 休息痢

【症状】下痢时发时止，缠绵不愈，饮食减少，里急后重，大便夹有黏液，或见赤色，舌质淡，苔腻，脉濡或虚数。

【治法】温中清肠，调气化湿。

中药灌肠治疗

【处方】淫羊藿15g、附子10g、乌药10g、刺猬皮10g、降香10g、煨肉豆蔻15g、五倍子10g、石榴皮10g。

【制用法】加水浓煎200ml，先给患者做清洁灌肠，每天1次，连续3天，可用药7~10天。

二、处方经验

中药对于细菌性痢疾的症状具有良好的控制作用，以白头翁、黄连、秦皮、大黄为主的中药灌肠治疗对此病有较好的疗效。现代研究证实白头翁有抗菌、抗细菌内毒素、促免疫调节的作用；黄连的有效成分黄连素有抑菌作用，黄连还有明显的抗炎作用，能够减轻炎症反应；秦皮具有抗菌、抗炎作用；大黄的有效成分芦荟大黄素有抑菌作用，此外，大黄炒炭有止血作用。故可以以白头翁15~30g、黄连15~30g、秦皮15~30g、大黄5~10g为基本方进行保留灌肠，以清热利湿、解毒止痢。

若气虚，见少气懒言，乏力神疲者，可加党参、炙黄芪；

若血虚，见头晕，面色苍白者，可加当归、熟地；

若阴虚，见咽干口燥，五心烦热者，可加玄参、龟板、知母、黄柏；

若阳虚，腹部畏寒者，可加用炮附子、干姜；

若热毒明显，见下痢血多者，或口渴者，可加地榆、槐花、金银花、马齿苋；

若湿热明显，见下痢鲜血黏稠，肛门灼热明显者，可加黄芩、黄柏；

若发病初期，兼恶寒、头身痛、脉浮等表证者，可加荆芥、防风、羌活、独活、柴胡；

若便血突出，或纯下血便，可加三七粉、白及、地榆炭；

若腹痛、里急后重突出者，可加芍药、当归、槟榔、木香；

若下痢不能进食或呕吐不能进食者可加黄连、菖蒲、丹参、茯苓、陈皮、冬瓜子、荷叶、半夏、厚朴、石斛；

慢性菌痢的患者可用参苓白术散保留灌肠，党参15g，白术15g，茯苓15g，甘草9g，山药15g，炒白扁豆12g，莲子心12g，砂仁9g，陈皮9g，桔梗6g。

〔参考文献〕

〔1〕徐光勋. 细菌性痢疾中医内科临床诊疗指南〔J〕. 北京中医药，2020，39（06）：521–525.

〔2〕谢泽清. 左氧氟沙星联合金荞麦片治疗急性细菌性痢疾49例临床观察〔J〕. 黑龙江医学，2016，40（2）：148–149.

〔3〕施大军. 加减白头翁汤治疗痢疾的临床体会〔J〕. 浙江中医药大学学报，2010，34（2）：206–207.

第二节　溃疡性结肠炎

溃疡性结肠炎（ulcerative colitis，UC）是一种主要累及直肠、结肠黏膜的慢性非特异性炎症，以反复发作的腹泻、黏液脓血便、腹痛为临床主要症状。UC的病因未明，与环境、遗传、肠道微生态等多因素相互作用导致的肠道异常免疫失衡有关，肠道免疫失衡损伤肠黏膜屏障，导致肠黏膜持续炎症损伤，电子肠镜以肠黏膜的水肿充血、糜烂、溃疡、息肉增生、肠管狭窄等为特点。本病可发生于任何年龄，20~50岁多见，男女发病率无明显差别。

《素问》曰："食饮不节，起居不时者，阴受之……下为飧泄，久为肠澼。"根据该病出现腹泻、黏液脓血便、腹痛等症状，属于祖国医学的"滞下""肠澼""痢疾"等范畴。本病多因素体脾胃虚弱，感受外邪、饮食不节或忧思恼怒致使脾胃损伤，湿热内生，病邪滞留于肠腑，导致大肠气血壅滞、传导失司、通降不利而发病。病位在大肠，关键在脾，并可涉及肝肾。病理性质为本虚标实。病理因素主要有湿邪（热）、瘀热、热毒、痰浊、气滞、血瘀等。病理特征表现：活动期多属实证，主要病机为湿热蕴肠，气血不调，而重度以热毒、瘀热为主，反复难愈者应考虑痰浊血瘀的因素。缓解期多属虚实夹杂，主要病机为脾虚湿恋，运化失健。部分患者可出现肝郁、肾虚、肺虚、血虚、阴虚和阳虚的临床证候特征。难治性UC的病机关键主要为脾肾两虚，湿浊稽留，气血同病，寒热错杂，虚实并见。

中药灌肠不仅可通过肠道作用于全身，中药液也可在肠道与病变部位接触，经直肠黏膜直接吸收，提高局部药物浓度，保护病变部位黏膜，改善局部血液循环，促进炎症吸收，解除肠道动力紊乱的状态，同时避免消化液、消化酶对药物的破坏，也减少肝脏灭活，所以中药灌肠非常适用于本病。

一、辨证论治

1. 大肠湿热证

【症状】腹痛、腹泻、黏液脓血便，里急后重，肛门灼热，口苦，小便短赤，舌质红，苔黄腻，脉滑数或濡数。

【治法】清热化湿，调和气血。

中药灌肠治疗

【处方】白头翁30g，苦参、地榆、黄柏、白蔹、当归、黄连各20g，白及10g（后下）。

【制用法】浓煎至200ml，保留灌肠，每晚1次，14天为1个疗程，疗程间休息3天。

2. 热毒炽盛证

【症状】便下脓血或血便，量多次频，腹痛明显，发热，里急后重；腹胀，口渴，烦躁不安，舌质红，苔黄燥，脉滑数。

【治法】泻火解毒，清热祛湿。

中药灌肠治疗

【处方】野菊花30g、白花蛇舌草30g、败酱草15g、大黄炭12g、地榆炭15g、槐花炭5g、仙鹤草30g、乌贼骨15g、马齿苋20g、石榴皮10g。

【制用法】浓煎至200ml，保留灌肠，每晚1次，14天为1个疗程，疗程间休息3天。

3. 脾胃气虚证

【症状】腹泻便溏，有黏液或少量脓血，食少纳差，食后腹胀，腹部隐痛喜按，肢倦乏力，面色萎黄，舌质淡或体胖有齿痕，苔薄白，脉细弱或濡缓。

【治法】健脾益气，除湿升阳。

中药灌肠治疗

【处方】党参15g、薏苡仁15g、山药15g、黄芪15g、茯苓10g、炒白术10g、苍术10g、厚朴10g、陈皮10g、砂仁6g、甘草6g。

【制用法】浓煎至200ml，保留灌肠，每晚1次，14天为1个疗程，疗程间休息3天。

4. 脾肾阳虚证

【症状】久泻不愈，大便清稀或伴有完谷不化，或黎明前泻，脐中腹痛，喜温喜按，腰膝酸软，形寒肢冷，食少神疲，面色㿠白，舌质淡，舌体胖有齿痕，苔白润，脉沉细或尺脉弱。

【治法】健脾补肾，温阳化湿。

中药灌肠治疗

【处方】补骨脂15g、肉豆蔻10g、吴茱萸10g、五味子10g。

【制用法】浓煎至200ml，保留灌肠，每晚1次，14天为1个疗程，疗程间休息3天。

5. 寒热错杂

【症状】下痢稀薄，夹有黏冻，反复发作，肛门灼热，腹痛绵绵，畏寒怕冷，口渴不欲饮，饥不欲食，舌质红，或舌淡红，苔薄黄，脉弦，或细弦。

【治法】温中补虚，清热化湿。

中药灌肠治疗

【处方】马齿苋25g、党参15g、炮姜6g、土炒白术15g、大黄炭2g、苦参15g、炒山药15g、扁豆15g、秦皮15g、白及20g，或兼脾虚湿盛，可加肉豆蔻30g、诃子、炮姜、白芷、槟榔、赤石脂各10g。

【制用法】浓煎至200ml，保留灌肠，每晚1次，14天为1个疗程，疗程间休息3天。

6. 肝郁脾虚证

【症状】情绪抑郁或焦虑不安，常因情志因素诱发大便次数增多，大便稀烂或黏液便，腹痛即泻，泻后痛减，排便不爽，饮食减少，腹胀，肠鸣，舌质淡红，苔薄白，脉弦或弦细。

【治法】疏肝理气，健脾和中。

中药灌肠治疗

【处方】陈皮10g、防风10g、白术15g、柴胡12g、土炒白术15g、苦参15g、炒山药15g、扁豆15g、秦皮15g、白及20g。

【制用法】浓煎至200ml，保留灌肠，每晚1次，14天为1个疗程，疗程间休息3天。

7. 血瘀肠络证：

【症状】下利脓血或黑便，腹痛拒按，痛有定处，腹部或有痞块，面色晦暗，舌质紫暗或有瘀点、瘀斑，脉沉涩。

【治法】活血化瘀，理肠通络。

中药灌肠治疗

【处方】黄芪35g、桃仁20g、红花20、五灵脂15g、川芎15g、三七粉10g、生地榆15g、白及30g。

【制用法】浓煎至200ml，保留灌肠，每晚1次，14天为1个疗程，疗程间休息3天。

二、处方经验

1. 以黄连、黄柏、大黄为主的中药灌肠治疗对此病有较好的疗效。现代研究证实黄连中黄连素不但有良好的抗菌抗炎作用，还有促进机体免疫功能的作用，能有效地促进炎症消除及病灶修复；黄柏具有较强的抑制细菌的作用，并具有一定的抑制免疫反应和减轻炎症损伤的作用。此外，两者能够有效降低血清 IL-23、IL-17、TNF-α 水平，缓解临床症状，降低复发率，且无明显副反应。处方加减：

若气虚，见少气懒言，乏力神疲者，可加党参、炙黄芪等；

若阴虚，见咽干口燥，五心烦热者，可加玄参、知母等；

若血虚，见头晕，面色苍白者，可加生地、当归等；

若阳虚，见四肢畏寒，腹冷者，可加用炮附子、干姜等；

若热毒明显，见发热烦躁，可加黄芩、白花蛇舌草等；

若便血突出，或纯下血便，可加三七、白及、地榆炭等；

若腹痛、里急后重突出者，可加芍药、当归、槟榔、木香等；

若结合肠镜下表现辨证用药，肠黏膜充血水肿可加连翘、金银花、蒲公英、白花蛇舌草、马齿苋等；肠黏膜糜烂或溃疡，可加三七、白及、血竭、儿茶等。

2. 经验方

现代研究证实三七有止血、抗炎作用；白及有止血、促进伤口愈合作用；大蓟、小蓟、地榆、侧柏叶等具有止血作用类中药一般炭制后止血功效提高；血竭有改善局部血液循环的作用，具有双向调节血液流变学作用，能提高患者机体免疫力，抗炎止痛；这些药物可组成不同经验方，有止血、收敛生肌之效，促进溃疡愈合。经验方如下：

（1）锡类散（江苏七〇七天然制药有限公司生产，每支1g）

【处方】珍珠、青黛、牛黄、象牙屑及冰片。

【功效】解毒化腐，收敛生肌。

【制用法】锡类散1.0~2.0g，加入温开水100ml保留灌肠，每日1次，疗程4周。

（2）槐榆炭方

【处方】大蓟炭20g、山楂炭20g、槐花炭30g、地榆炭30g、侧柏炭20g、蒲黄炭20g、棕榈叶炭20g、藕节炭20g。

【功效】活血止血、解毒生肌。

【制用法】浓煎至200ml，保留灌肠，每晚1次，每次100ml，疗程4周。

（3）锡类散栓

【处方】锡类散2200g，36型混合脂肪酸油酯适量。

【功效】清热解毒、凉血去腐、燥湿止痛、收敛生肌。

【制用法】上述药物利用现代工艺可制成栓剂1100粒。每晚1次，1次1粒，排便后纳肛，疗程4周。

（4）复方血竭栓剂

【处方】血竭粉50g，白及粉30g，半合成脂肪酸酯145g。

【功效】化瘀止血、敛疮生肌。

【制用法】上述药物利用现代工艺可制成栓剂100粒。每晚1次，1次1粒，排便后纳肛，疗程4周。

[参考文献]

[1]葛均波，徐永健.内科学［M］.北京：人民卫生出版社，2013：524–528.

[2]赵进喜，李继安.中医内科学实用新教程［M］.北京：中国中医药出版社，2018：296–300.

[3]张声生，沈洪，郑凯，等.溃疡性结肠炎中医诊疗专家共识意见（2017）［J］.中华中医药杂志，2017，32（08）：3585–3589.

[4]付学源，王真权.近5年来中药灌肠治疗溃疡性结肠炎的研究进展［J］.现代中医药，2012，32（01）：85–90.

第三节　慢性结肠炎

慢性结肠炎是以结肠、乙状结肠、直肠为主的慢性炎症性肠道疾病，病程长，慢性反复发作。以腹痛、腹泻为主要特征，黏液便、便秘或泄泻交替性发生、时好时坏，缠绵不断，常伴有下腹部及肛门坠胀不适，里急后重感明显。可见于任何年龄，病情重者可严重影响到人们的生活质量。本病是常见消化道疾病，发病率高，临床将其划分为非特异性结肠炎和特异性结肠炎，特异性即细菌性、阿米巴性、结核性、寄生虫性、理化物质刺激性结肠炎等，非特异性即溃疡性、过敏性、结肠激素综合征、继发性功能紊乱性结肠炎。

根据该病出现腹痛、腹泻，黏液便、便秘或泄泻交替性发生等症状，属于祖国医学的"肠澼""泄泻""痢疾""便秘"等范畴，情志失调、饮食不节、感受外邪是引起该疾病主要原因，感受外邪，内伤饮食，脾胃虚弱而致湿热郁结大肠，伤及血络致泄泻及便脓血等。

中药灌肠疗法治疗慢性结肠炎，能使药物直接到达病变部位，同时还能起到局部冲洗清洁作用，以达到止泻消炎、解痉止痛、改善局部血液循环和新陈代谢、增强肠道免疫功能、促进溃疡愈合的目的。此外，肠道吸收快，药物能高浓度作用于病灶，有利祛邪和组织修复。经肠道给药，还可保持药物性能，避免口服西药产生的胃肠道不适及其他不良反应。所以中药灌肠非常适用于本病。

辨证论治

1. 脾胃虚弱型

【症状】腹痛，腹泻便溏，食少纳差，食后腹胀，肢倦乏力，面色萎黄，舌质淡或体胖有齿痕，苔薄白，脉细弱或濡缓。

【治法】益气健脾，清肠利湿。

中药灌肠治疗

【处方】党参30g、白术15g、山药15g、茯苓15g、黄柏25g、苦参20g、白矾20g、白头翁20g、秦皮15g、白及15g、白芍15g、甘草15g。

【制用法】浓煎至100ml，每晚睡前保留灌肠。

2. 脾肾阳虚型

【症状】腹痛，腹泻或大便干结有黏液，神疲，喜暖，纳差，畏寒肢冷，舌质淡，苔白或腻，脉沉细。

【治法】温补脾肾，清肠利湿。

中药灌肠治疗

【处方】灌肠基本方（蒲公英、丹参各10g，败酱草50g，五倍子15g，延胡索25g，）加黄芪、肉豆蔻、当归、肉苁蓉。

【制用法】浓煎至100ml，每晚睡前保留灌肠。

3. 湿郁热蕴型

【症状】腹痛，腹泻，胸胁痞闷，口干少津，嗳气，肛门灼热，粪臭，时有黏液或便中带血，泻后痛缓，舌边红，苔黄或黄腻，脉弦滑或弦数。

【治法】清利湿热，活血止痛。

中药灌肠治疗

【处方】灌肠基本方加大黄、地榆、青黛、田七。

【制用法】浓煎至100ml，每晚睡前保留灌肠。

4. 肠络瘀滞型

【症状】腹痛，痛有定点，腹泻或便结，时作时止，腹部可扪及条索状物，面色晦滞，纳呆，舌质淡紫，苔薄黄或白，脉涩弦。

【治法】活血祛瘀，清肠解毒。

中药灌肠治疗

【处方】灌肠基本方加党参、赤芍、田七、青黛、槐花。

【制用法】浓煎至100ml，每晚睡前保留灌肠。

第四节　功能性便秘

功能性便秘（functional constipation，FC），是指无明显器质性病变，或继发于代谢病、系统性疾病，或药物因素而以功能性改变为特征的慢性便秘。临床表现为每周排便少于3次，排便困难，每次排便时间长，排除粪便干结如羊粪且数量少，排便后仍有粪便未排尽的感觉，可有下腹胀痛，食欲减退，疲乏无力，头晕、烦躁、焦虑、失眠等症状，部分患者可因用力排坚硬粪块而伴肛门疼痛、肛裂、痔疮和肛乳头炎。常可在左下腹乙状结肠部位触及条索状块物。临床上功能性便秘可分为慢性传输型便秘、出口梗阻型便秘、混合型便秘。

《素问》曰："热气留于小肠，肠中痛，瘅热焦竭，则坚干不得出，故痛而闭不通矣。"根据该病出现的大便干结，难以排出等症状，属于祖国医学的"便秘"范畴。忧愁思虑、脾伤气结，或抑郁恼怒、肝郁气滞，或久坐少动、气机不利均可致脏腑郁滞、通降失常、传导失司、糟粕内停，出现便秘。便秘的病位在大肠，与肺、脾、胃、肝、肾多脏腑有关。

中医灌肠治疗，通过向肠腔内注入药液软化干硬的粪便，同时刺激结肠上的牵张感受器，通过反复的刺激产生积极的生物反馈作用，促进肠道蠕动，使机体恢复正常的排便反射，并排出宿便，促进肠黏膜分泌功能恢复，改善相关症状，所以中药灌肠非常适用于本病。此外，急重症患者，唯有攻下而消其积，导其滞，然重病必致体弱，内服攻下之品，恐伤正气，以中药灌肠泻下，既不伤正，又可直达病所，非常适用。

一、辨证论治

1. 胃肠积热证

【症状】大便干结，腹胀腹痛，口干口臭，面红畏热，心烦不安，多汗，时欲饮冷，小便短赤，舌质干红，苔黄燥，或焦黄起芒刺，脉滑数或弦数。

【治法】清热散结，行气通降。

中药灌肠治疗

【处方】熟大黄9~12g、枳实9~12g、厚朴9~12g、火麻仁15~30g、杏仁9~12g、白蜜30ml、芍药15~30g。

【制用法】浓煎至200ml，保留灌肠，每日1~2次，以排便2~3次为宜，每周可灌肠5日，休2日。

2. 气机郁滞证

【症状】大便干结，欲便不得出，腹中胀满，胸胁满闷，嗳气呃逆，食欲不振，肠鸣矢气，便后不爽。舌苔薄白，或薄黄，或薄腻。脉弦，或弦缓，或弦数，或弦紧张。

【治法】顺气导滞，降逆通便。

中药灌肠治疗

【处方】槟榔15g、木香15g、枳壳15g、沉香10g、乌药10g、大黄10g。

【制用法】浓煎至200ml，保留灌肠，每日1~2次，以排便2~3次为宜，每周可灌肠5日，休2日。

3. 气虚便秘

【症状】排便时间延长，临厕努挣乏力，粪便并不干硬或干燥硬结，重者大便艰难，干燥如栗，伴少腹胀急、神疲乏力、胃纳减退、面色白、腹胀、头晕目眩、汗出气短等，舌淡苔薄，脉沉细。

【治法】益气健脾，润肠通便。

中药灌肠治疗

【处方】黄芪60g、白术40g、枳壳、肉苁蓉、何首乌各30g、桃仁10g。

【制用法】浓煎至200ml，保留灌肠，每日1~2次，以排便2~3次为宜，每周可灌肠5日，休2日。

4. 血虚便秘

【症状】大便干结，努责难下，面色苍白，头晕目眩，心悸气短，失眠健忘，爪甲色淡，舌质淡，苔白，或舌质红，少苔，脉细或细数。

【治法】养血润燥，滋阴通便。

中药灌肠治疗

【处方】当归15~30g、川芎15~30g、熟地黄15~30g、白芍15~30g、黄芪15~30g、火麻仁15~30g、桃仁12~15g、枳壳6~9g。

【制用法】浓煎至200ml，保留灌肠，每日1~2次，以排便2~3次为宜，每周可灌肠5日，休2日。

5. 阴虚便秘

【症状】大便干结，数日不下，面色红，伴有头晕眼花，咽干口渴，五心烦热，腰膝酸软，或有盗汗，耳鸣，舌红少苔，脉细或细数。

【治法】养阴增液，润肠通便。

中药灌肠治疗

【处方】生地黄30g、玄参30g、麦冬30g、生大黄15g、火麻仁15g。

【制用法】浓煎至200ml，保留灌肠，每日1~2次，以排便2~3次为宜，每周可灌肠5日，休2日。

6. 阳虚便秘

【症状】大便艰涩，排出困难。面色㿠白，四肢不温，喜热怕冷，小便清长，或腰膝酸冷，舌质淡，苔白，或薄腻，脉沉迟或沉弦。

【治法】温阳通便。

中药灌肠治疗

【处方】熟地黄30g、补骨脂15g、肉苁蓉15g、乌药15g、香附10g、枳壳10g、厚朴10g、木香10g、茯苓10g、白芍10g、肉桂10g、炮附片10g、干姜8g、甘草8g。

【制用法】浓煎至200ml，保留灌肠，每日1~2次，以排便2~3次为宜，每周可灌肠5日，休2日。

二、处方经验

1. 以黄芪、白术、肉苁蓉等为主的中药灌肠治疗对产后虚证便秘有较好的疗效。祖国医学认为，"女子以血为本"，产后阴血骤然亏虚，津液亏耗，肠道失润导致大便艰难，或产后元气大亏，气虚失运，大肠传导无力，所以以益气养血生津、润肠通便功效药物组成的灌肠基本方非常适用于产后虚证便秘。现代研究证实黄芪对机体神经内分泌免疫网络的许多功能轴有不同程度的调节作用；白术可以显著增强结肠纵肌和横肌的收缩作用；肉苁蓉的水溶液能显著提高小鼠小肠推进度，使小鼠排便时间显著缩短，同时对大肠的水分吸收也有明显的抑制，显示出其通便作用；桃仁、当归缓解胃肠平滑肌痉挛，增加肠蠕动，促进肠道排便。故可以以黄芪15~30g、生白术15~30g、肉苁蓉10~30g、当归15~30g、桃仁10~20g为基本方进行保留灌肠，以补气通便，生津润肠。

若阳虚，见小腹冷痛，可加艾叶、小茴香、炮姜；

若阴虚内热，见口干咽燥，五心烦热，可加玄参、天冬、知母、黄柏；

若肾虚，见腰膝酸软、面色晦暗，可加续断、杜仲、巴戟天；

若气滞，见两胁作胀，可加柴胡、香附、枳壳；

若中气下陷，见小腹胀坠或前后阴坠胀不适，可加柴胡、升麻；

若湿热，见口黏、大便黏腻、舌苔黄腻者，可加茵陈、黄芩、土茯苓。

2. 现代药理学研究证实，大承气汤能够直接增加肠管平滑肌细胞的电兴奋性，促进肠管收缩，增加肠道的蠕动功能，故可以大黄6~15g、芒硝6~15g、厚朴15~30g、枳实15~30g为基本方进行保留灌肠，以泻热通便。

若胃气上逆，恶心、嗳气者，加旋覆花、代赭石；

若气机中阻，腹胀明显者，加木香、槟榔；

若湿热中阻，腹痛、大便黏腻不爽、苔黄腻者，加黄芩、半夏；

若热伤肠络，便血者，加地榆炭、槐花炭。

3. 经验方

蜜煎导方

蜜煎导方出自《伤寒论·辨阳明病脉证并治》，曰："阳明病，自汗出，若发汗，小便自利者，此为津液内竭，虽硬不可攻之，当须自欲大便，宜蜜煎导而通之。"即用于发汗或利小便等治疗之后，津液耗伤，肠道干燥，失于濡养所致的排便困难，适用于阴虚肠燥证型的便秘。

【处方】20ml蜂蜜。

【制用法】将20ml蜂蜜倒进钢质的汤匙中，用小火煎之，均匀搅动，约3~5min，所含水分渐渐挥发，变成软泥状，用手趁热捻成条，粗细如手指，长约4~5cm，头略尖，如橄榄样即成。待温度下降到微温而不烫时，将其塞入肛门内，嘱其卧床休息。20~60min，待患者出现明显的便意时，即入厕排便。肛内塞用，1天1粒，连续使用15天。

［参考文献］

［1］赵进喜，李继安. 中医内科学实用新教程［M］. 北京：中国中医药出版社，2018：296-300.

［2］葛均波，徐永健. 内科学［M］. 北京：人民卫生出版社，2013：524-528.

［3］陈信义，赵进喜. 内科常见病规范化诊疗方案［M］. 北京：北京科学技术出版社，2015：97-106.

［4］钱宗刚. 中药辨证灌肠治疗功能性便秘临床观察［J］. 中国农村卫生，

2014（06）：79-80.

[5]陆晓倩.产后便秘的中医治疗进展[J].国医论坛，2019，34（02）：68-70.

第五节 肝性脑病

肝性脑病又称为肝性昏迷，该病是由严重肝病所引起的，以代谢紊乱为基础的中枢神经系统功能失调的综合征。其主要表现为意识障碍、行为失常和昏迷。此病一旦发生，预后极差，病死率高达70%以上。在我国最为常见的是与肝硬化和门静脉高压有关或与门静脉分流有关的脑病。发病原因目前的最新共识为：①导致肝功能出现严重障碍的肝脏疾病；②门体分流出现异常；③其他代谢异常。其中肝炎病毒仍然是引起急性肝功能衰竭及肝硬化的主要病因，乙肝病毒尤为主要，约占80%~85%，其次是药物或肝毒性物质。其病理生理基础是肝细胞功能障碍，门腔静脉之间形成大量的侧支分流，来自肠道的许多毒性代谢产物，未被肝脏解毒和清除，透过血脑屏障而至脑部，引起大脑功能紊乱。其发病机制较为复杂，时至今日关于肝性脑病的发病机制未能明确，是在多因素的协同作用下发生的，目前存在的学说主要有：氨中毒、血浆氨基酸失衡、假性神经递质、γ-氨基丁酸（GA-BA）等学说。

《素问·热论篇》云"肝热病者，小便先黄，腹痛、多卧、身热；热争则狂言及惊，胁满痛，手足躁，不得安卧。"中医古代文献关于肝性脑病的记载分为无黄疸和有黄疸两种类型，前者属中医学"神昏"、"谵妄"等范畴，后者属"急黄"、"瘟黄"范畴。有关无黄疸者的记载，《证因脉治》中关于肝性脑病原因的叙述为"热急生痰，上熏心肺，神识昏迷。"关于有黄疸的记载，《医宗金鉴》有"天行疫疠发黄，名曰瘟黄，死人最暴也，盖是急黄耳。"常见病因为外感疫疠之邪，邪犯心营，或黄疸、鼓胀等病日久，正气虚弱，复因饮食不洁、失治误治、情志刺激、外感时邪等而诱发。其病机总属清窍失灵，神明失用，但其中有邪闭清窍与神明不守之分，临床上常常为虚实夹杂，闭脱互现。痰浊、瘀血、邪热是其基本病理因素，浊阴上逆，清窍被蒙，或痰火邪热内扰，清窍失灵，或阴阳两脱，清窍失养，神明不用是本病的主要病机特点。其病位以心、脑为主，波及肝、肾。

中药灌肠治疗肝性脑病的机制与下列因素相关：①通过降低肠道pH值，抑制肠道对氨的吸收；②通过抑制肠道内有害细菌的生长，减少肠腔内氨的生成；③辅助恢复肝细胞线粒体的结构和功能，促进血氨的代谢；④减轻肝脏炎症反应与肝细胞坏死，促进合成功能恢复；⑤调节机体炎症反应和降低促炎介质水平，改善神经精神症状和延迟肝硬化患者病情进展，所以中药灌肠对于本病有独特疗效。

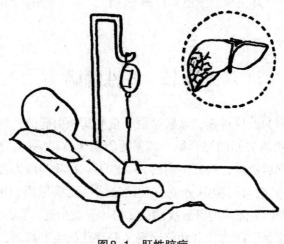

图8-1　肝性脑病

一、辨证论治

1. 痰热炽盛，热入心包

【症状】神志狂乱，谵妄不休，循衣摸床，撮空理线，痰黄而稠，胶结难出，身热面赤，心烦口渴，尿黄便结，或咳嗽气喘，或气粗息促，喉中有哮鸣声，或惊悸失眠，或渴欲饮水而得水则呕，按之心下痛，或喉痹，音哑。舌质红，苔黄腻，脉滑数或弦滑。

【治法】清热化痰，开窍醒神。

中药灌肠治疗

【处方】生大黄30g，芒硝30g，赤芍30g，厚朴15g，枳实15g，茵陈15g，石菖蒲15g。

【制用法】浓煎至200ml，高位保留灌肠，每天2次。以每日2~3次软便为宜。5天为一疗程，观察10天。灌肠药液温度为37℃，将药液缓慢注入使灌肠液进入结肠脾曲，嘱患者右侧卧位，以使药液进入右半结肠，灌肠液保留时间为120分钟。

2. 痰湿内盛，痰迷心窍

【症状】神情淡漠，神志痴呆，意识模糊，语言不清，举止失常，甚至不省人事，平时精神抑郁，喃喃自语，脘满作恶，喉间痰鸣，或呕吐痰涎，畏寒肢冷，神疲多睡，舌体胖大，有齿痕，舌质暗淡，舌苔白腻，脉沉滑。

【治法】化浊除痰，开窍醒神。

中药灌肠治疗

【**处方**】人参10g，厚朴10g，大黄10g，枳实10g，赤芍10g，石菖蒲10g。

【**制用法**】浓煎至200ml，高位保留灌肠，每天2次。以每日2~3次软便为宜。5天为一疗程，观察10天。灌肠药液温度为37℃，将药液缓慢注入使灌肠液进入结肠脾曲，嘱患者右侧卧位，以使药液进入右半结肠，灌肠液保留时间为120分钟。

3. 阴阳两竭，神明无主

【**症状**】神志淡漠，甚则昏迷，气息微弱，大汗淋漓，手足厥冷，目合口开，手撒尿遗，舌蜷缩，脉微细欲绝。

【**治法**】补阴回阳，开窍降浊。

中药灌肠治疗

【**处方**】人参20g，厚朴10g，大黄10g，枳实10g，赤芍10g，石菖蒲10g，煅牡蛎20g，生黄芪20g。

【**制用法**】浓煎至200ml，高位保留灌肠，每天2次。以每日2~3次软便为宜。5天为一疗程，观察10天。灌肠药液温度为37℃，将药液缓慢注入使灌肠液进入结肠脾曲，嘱患者右侧卧位，以使药液进入右半结肠，灌肠液保留时间为120分钟。

二、处方经验

1. 30%浓度的白醋

研究表明，白醋在结肠中分解为醋酸、乳酸等。白醋灌肠过程中肠道变为弱酸状态，使人体对血氨的吸收增加；同时促进肠蠕动，使毒素随粪便排出，起到"通腑保肝、通络开窍"的作用。现今的白醋保留灌肠疗法已在临床广泛应用，其使血氨浓度降低的临床效果已取得有效认证。

治则治法：通腑保肝、开窍醒神。

方药：30%浓度的白醋200ml。

制用法：30%浓度的白醋200ml，高位保留灌肠，每天2次。以每日2~3次软便为宜。5天为一疗程，观察10天。灌肠药液温度为37℃，将药液缓慢注入使灌肠液进入结肠脾曲，嘱患者右侧卧位，以使药液进入右半结肠，灌肠液保留时间为120分钟。

2. 肠毒清灌肠液

研究表明，大黄可促进体内氨、氮的再利用，抑制机体蛋白质分解，可减少肝细胞的变性与坏死，有广谱抑菌作用，并对肝细胞具有显著的保护作用，并能促进肝细胞再生，抑制抗体及免疫复合物对肝细胞的破坏作用。石菖蒲能减轻脑缺血再灌注时对大脑神经元的损害作用，保护脑组织，对多种菌株均具有不同程度的抑制作用。赤芍具有抗内毒素作用，有退黄保肝作用，可以有效地消退黄疸、降低血液中血栓素的生成、防止肝纤维化发生，同时有促进肝细胞再生的功能，并能降低门静脉高压。厚朴、枳实可以调节胃肠功能助消化、抑制菌群生长，具有保护神经，护肝，抗氧化应激反应等功效。

治则治法：通腑保肝、通络开窍。

方药：大黄，石菖蒲，赤芍，厚朴，枳实各15g。

制用法：浓煎至200ml，高位保留灌肠，每天2次。以每日2~3次软便为宜。5天为一疗程，观察10天。灌肠药液温度为37℃，将药液缓慢注入使灌肠液进入结肠脾曲，嘱患者右侧卧位，以使药液进入右半结肠，灌肠液保留时间为120分钟。

方解："六腑以通为用"的原则以及西医肝肠循环的理论，采用中药灌肠通腑开窍之法，用大黄为君药，一可荡涤胃肠、推陈致新，使浊气降，清气升，则神明自清。二可使邪有出路，以避"下闭上壅，热陷心包，上扰神明"，达到通腑醒脑之功。用石菖蒲为臣，借其芳香行散之力，化湿祛痰、开窍宁神，与大黄相配，一通腑泄独，一开窍醒神，开上通下，调畅气机，浊阴降，清阳升。赤芍以清热凉血、活血散瘀为主，凉血而不滞血，血热得清，瘀血得祛，则湿无以附；与大黄相配，助大黄凉血解毒、逐瘀通经，引邪外出，使邪有出路，凉血散血而不留瘀，加强退黄之功，相得益彰。选厚朴、枳实为佐，依承气方之意，下气宽中、破气除痛，促胃肠食积下行，邪有出路，尤对之高热神昏、汗出而喘、燥屎坚结有通腑泄热之功。诸药合用，达到"荡涤肠中污秽，通腑保肝开窍"的目的，使五脏浊气迅速降泄，腑气通畅，气机升降复常，清气升则神机得用，同时又具有急下存阴，釜底抽薪之效，免除正气进一步受损。

[参考文献]

[1]葛均波，徐永健．内科学［M］．北京：人民卫生出版社，2013：524–528．

[2]赵进喜，李继安．中医内科学实用新教程［M］．北京：中国中医药出版社，2018：296–300．

[3]靳伟．通腑醒脑汤治疗肝性脑病（痰热上扰证）的临床研究［D］．河南中医学院，2014．

[4]韩国华．醒脑灌肠方对肝硬化后轻微型肝性脑病患者内毒素、血氨水平及数字连接试验的影响［D］．山东中医药大学，2014．

［5］于立红. 中药灌肠治疗肝性脑病的系统综述［D］. 辽宁中医药大学，2014.

［6］刘琼. 大黄煎剂保留灌肠治疗轻微型肝性脑病的临床观察［D］. 湖北中医药大学，2018.

［7］张凤娟. 肠毒清合白醋灌肠治疗热扰心神型肝性脑病的临床观察与研究［D］. 黑龙江中医药大学，2014.

［8］任宏飞，刘常清，魏明芳，等. 食用白醋保留灌肠治疗肝性脑病有效浓度的随机对照研究［J］. 四川医学，2020，41（01）：38-42.

第六节　支气管哮喘

支气管哮喘（bronchial asthma）简称哮喘，是常见的慢性呼吸道疾病之一，是由多种细胞（如嗜酸粒细胞、肥大细胞、T淋巴细胞、中性粒细胞、平滑肌细胞、气道上皮细胞等）和细胞组分参与的气道慢性炎症性疾病。主要特征包括气道慢性炎症，气道对多种刺激因素呈现的高反应性，广泛多变的可逆性气流受限以及随病程延长而导致的一系列气道结构的改变和气道重构。临床表现为反复发作的喘息、气急、胸闷或咳嗽等症状，常在夜间及凌晨发作或加重，多数患者可自行缓解或经治疗后缓解。

哮喘是一种复杂的、具有多基因遗传倾向的疾病，其发病具有家族集聚现象，且与环境因素相关。哮喘的发病机制尚未完全阐明，目前可概括为气道免疫-炎症机制、神经调节机制及其相互作用。

支气管哮喘发病时以喉中哮鸣有声，呼吸气促困难，甚则喘息不能平卧为临床特点，相当于祖国医学的"哮病"范畴。病机主要是宿痰伏肺，遇诱因引触，导致痰阻气道，痰气搏结，气道挛急，肺失宣降，肺气出入不利，出现发作性的痰鸣气喘。急性发病时痰阻气道，肺气失于肃降，包括寒哮、热哮、痰哮和风哮之不同，多以邪实为主，正虚与邪实相互错杂；反复久发，气阴耗损，肺、脾、肾渐虚，则以正虚为主，且有肺虚、脾虚、肾虚之偏及气虚、阳虚、阴虚之殊。

中药灌肠生物利用度高和吸收快，研究表明，中药灌肠可以减轻哮喘模型大鼠肺组织炎性浸润，减轻炎症反应，调节免疫。可用于哮

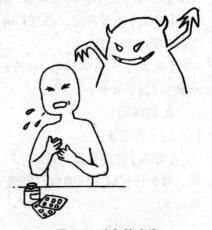

图8-2　支气管哮喘

喘患者的治疗。

一、辨证论治

1. 发作期

（1）寒哮

【症状】呼吸急促，喉中哮鸣有声，胸膈满闷如窒，咳不甚，痰少咳吐不爽，白色黏痰，口不渴，或渴喜热饮，天冷或遇寒而发，形寒怕冷，或有恶寒、喷嚏、流涕等表寒证，舌苔白滑，脉弦紧或浮紧。

【治法】温肺散寒，化痰平喘。

中药灌肠治疗

【处方】射干9~15g、炙麻黄6~12g、细辛3~5g、五味子9~15g、紫菀9~12g、制半夏9~15g、款冬花9~15g、葶苈子10~15g、僵蚕10~12g等。

（2）热哮

【症状】气粗息涌，喉中痰鸣如吼，胸高胁胀，张口抬肩，咳呛阵作，咯痰色黄或白，黏浊稠厚，排吐不利，烦闷不安，汗出，面赤，口苦，口渴喜饮，舌质红，苔黄腻，脉弦数或滑数。

【治法】清热宣肺，化痰定喘。

中药灌肠治疗

【处方】麻黄9~12g、黄芩9~12 g 、桑白皮12~18g、款冬花9~15g、钩藤12~20g、杏仁10~15g、僵蚕10~15g、蝉蜕9~12g、地龙10~15g、鱼腥草12~20g等。

（3）气哮

【症状】气喘痰鸣，心胸憋闷，发作与情绪波动有关，伴有胸胁胀痛，嗳气，善太息，咽中痰窒，情志抑郁，脘腹痞闷，舌边多浊沫，脉细弦，或弦滑。

【治法】疏肝解郁，降逆平喘。

中药灌肠治疗

【处方】柴胡9~15g、白芍15~30g、僵蚕10~15g、蝉蜕9~12g、木香9~12g、槟榔9~12g、甘松9~12g等。

2. 缓解期

（1）肺虚证

【症状】气短声低，动则尤甚，或喉中有轻度哮鸣声，咳痰清稀色白，颜面色白，常自汗畏风，易感冒，每因劳倦、气候变化等诱发哮病，舌淡苔白，脉细弱或虚大。

【治法】补肺固卫。

中药灌肠治疗

【处方】生黄芪12~30g、人参9~12g、白术9~15g、陈皮9~12g、半夏9~12g、乌梅9~12g、五味子9~12g等。

（2）脾虚证

【症状】平素痰多气短，倦怠无力，面色萎黄，食少便溏，或食油腻易于腹泻，每因饮食不当则易诱发哮病，舌质淡，苔薄腻或白滑，脉细弱。

【治法】健脾化痰。

中药灌肠治疗

【处方】生黄芪12~30g、人参9~12g、茯苓12~15g、白术9~15g、陈皮9~12g、制半夏9~12g、苏子10~15g等。

（3）肾虚证

【症状】平素短气息促，动则尤甚，吸气不利，或喉中有轻度哮鸣，腰膝酸软，脑转耳鸣，劳累后易诱发哮病。或畏寒肢冷，面色苍白，舌淡苔白，质胖嫩，脉象沉细。或颧红，烦热，汗出黏手，舌红苔少，脉细数。

【治法】补肾摄纳。

中药灌肠治疗

【处方】熟地15~30g、山萸肉10~15g、丹皮9~12g、茯苓12~18g、白术12~18g、人参9~12g、杏仁10~15g、浙贝母10~15g、桂枝10~18g等。

二、处方经验

中药灌肠在支气管哮喘的治疗中具有较好的临床疗效，尤其是对于儿童支气管哮喘患者，患儿多因口服中药接受度差，服药后易呕吐，且使用激素等存在一定的副作用，灌肠治疗在本病治疗中具有一定优势。研究表明中药可以通过抑制气道炎症、调节免疫功能、改善气道重塑、降低气道反应、调节神经失衡等机制治疗哮喘。现代研究证实黄芪能调节免疫，抑制哮喘豚鼠嗜酸性粒细胞在肺内的浸润；黄芩可以抗炎、抗氧化，减轻哮喘的发作；麻黄具有激发β受体，舒张支气管平滑肌，提高平滑肌内环磷酸腺苷（cAMP）水平，降低组胺类物质的释放；广地龙具有显著的舒张支气管作用，并能拮抗组织胺及毛果云香碱对支气管的收缩作用；甘松提取物对离体平滑肌（大肠、小肠、支气管）有拮抗组胺、5-羟色胺、乙酰胆碱的作用；细辛、全蝎、蝉蜕等均具有缓解支气管痉挛作用。故可以根据患者的症状辨证选药，进行保留灌肠，以扶正祛邪，解痉平喘。

若气虚，见短气息促，气喘难续者，可加党参、炙黄芪等；

若阴虚，见咽干口燥，五心烦热者，可加沙参、麦冬、知母、黄柏等；

若血虚，见头晕，面色苍白者，可加生黄芪、当归、熟地等；

若阳虚，畏寒肢冷、肾不纳气者，可加用炮附子、干姜、沉香、紫石英等；

若痰盛，胸闷咳痰，加葶苈子、苏子、杏仁、炒莱菔子等；

若痰瘀化热，气喘息促，咳痰色黄，加瓜蒌、半夏、黄芩、鱼腥草、知母等；

若大便秘结，甚干硬者，加大承气汤，和连翘、栀子、玄参等。

[参考文献]

［1］葛均波，徐永健. 内科学［M］. 北京：人民卫生出版社，2013：524-528.

［2］陈信义，赵进喜. 内科常见病规范化诊疗方案［M］. 北京：北京科学技术出版社，2015：97-106.

［3］赵进喜，李继安. 中医内科学实用新教程［M］. 北京：中国中医药出版社，2018：296-300.

［4］魏广州，洪丽军，刘克新，等. 加味三子养亲汤保留灌肠对哮喘模型大鼠幼鼠IFN-γ及IL-4的影响［J］. 临床研究，2019，27（10）：140-141.

［5］张雄飞，黄娟萍，李碧云，等. 中药治疗哮喘作用机制的研究进展［J］. 中国实验方剂学杂志，2013，19（15）：344-347.

［6］尹杉杉，刘昌玉. 麻藤定喘微型灌肠剂对哮喘婴幼儿血清IgE、EOS及IL-4、IFN-γ调节的临床研究［J］. 湖北中医药大学学报，2015，17（02）：29-31.

［7］董晓斐，王孟清. 单味和单体中药治疗哮喘的药理研究进展［J］. 中医药导报，2007（05）：105-106+116.

［8］桂洁，汪永忠，韩燕全. 单味中药治疗支气管哮喘的研究进展［J］. 山西中医学院学报，2012，13（06）：72-74.

第七节　慢性阻塞性肺疾病

慢性阻塞性肺疾病（chronic obstructive pulmonary disease，COPD）简称慢阻肺，主要症状包括气短或呼吸困难、慢性咳嗽、慢性咳痰，是以持续气流受限为特征的可以预防和治疗的疾病，其气流受限多呈进行性发展，与气道和肺组织对香烟烟雾等有害气体或有害颗粒的异常慢性炎症反应有关。在我国，慢阻肺是导致慢性呼吸衰竭和慢性肺源性心脏病最常见的病因，约占全部病例的80%。因肺功能进行性减退，严重影响患者的劳动力和生活质量。慢阻肺对社会和经济造成了巨大的负担。本病可能是多种环境因素与机体自身因素长期相互作用的结过，其发病与炎症机制、蛋白酶-抗蛋白酶失衡机制、氧化应激机制及自主神经功能失调等机制相关。

慢性阻塞性肺疾病属于祖国医学"肺胀"的范畴。本病病机主要是久病肺虚，复感外邪，又痰浊、水饮、瘀血内停于肺，壅阻肺气，肺气胀满，不能敛降，发为肺胀。虚、痰饮、瘀贯穿本病发病始终。肺胀病变首先在肺，继则影响脾、肾，后期病及心、肝。本病病性多属标实本虚，但有偏实、偏虚的不同，本虚主要以肺、脾、肾虚损为主，标实主要以痰浊、水饮、气滞、血瘀为主。严重者常并见高热、昏迷、痉厥、出血及喘脱等危重证候。

中医上"肺与大肠相表里"，肺与大肠的气机升降密切相关，肺胀可影响大肠功能，导致大肠通降不畅，腑气不通又会加重肺胀。中药灌肠不仅直接作用于肠道局部，且相较于口服给药，其达峰时间短，达峰浓度高，可通过肠道作用于全身，可用于本病的治疗。

一、辨证论治

1. 外寒里饮证

【症状】胸膺膨满，气短气急，咳逆喘满不得卧，咳痰白稀量多，呈泡沫状，口干不欲饮，面色青暗，周身酸楚，头痛，恶寒，无汗。舌胖暗淡，苔白滑，浮紧。

【治法】温肺散寒，化痰降逆。

中药灌肠治疗

【处方】炙麻黄8~12g、桂枝6~12g、细辛3g、清半夏9~12g、白芍12~30g、五味子6~10g等。

2. 痰浊阻肺证

【症状】胸满憋气，短气喘息，动则加重，咳嗽痰多，色白质黏，畏风易汗，脘腹痞满，纳呆，泛恶，便溏，倦怠乏力，或面色紫暗，唇甲发绀。舌质偏淡或淡胖，或舌质紫暗，舌下青筋显露，苔白厚腻或浊腻，脉细滑。

【治法】宣肺健脾，化痰降逆。

中药灌肠治疗

【处方】炙麻黄6~12g、杏仁9~12g、苏子9~15g、炒莱菔子9~15g、炒葶苈子12~15g、陈皮12~15g、制半夏9~12g、茯苓12~18g、白术12~18g等。

3. 痰热壅肺证

【症状】胸满气促，咳逆喘息，咳痰黄或白，黏稠难咳，身热，烦躁，口渴欲饮，目睛胀突，溲黄，便干，或发热微恶寒，咽痒疼痛，身体酸楚，出汗。舌质红或边尖红，舌苔黄或黄腻。脉滑数或浮滑数。

【治法】清肺化痰，降逆平喘。

中药灌肠治疗

【处方】桑白皮12~15g、苏子9~15g、浙贝母9~15g、山栀2~15g、黄芩10~15g、制半夏9~12g、鱼腥草12~30g等。

4. 痰蒙神窍证

【症状】意识朦胧，表情淡漠，嗜睡，或昏迷，或烦躁不安，谵妄，撮空理线，或肢体瞤动，抽搐，咳逆喘促，咳痰黏稠或黄黏不爽，或伴痰鸣，唇甲青紫。舌质暗红或淡紫，或紫绛，苔白腻或黄腻，脉细滑数。

【治法】涤痰，开窍，熄风。

中药灌肠治疗

【处方】胆南星9~12g、黄芩10~15g、制半夏9~12g、茯苓12~15g、菖蒲9~12g、郁金12~15g、桃仁9~12g、大黄9~12g、瓜蒌12~15g等。

5. 肺肾气虚证

【症状】呼吸浅短难续，甚则张口抬肩，咳逆倚息不能平卧，痰白如沫，咳吐不利，胸满闷窒，声低气怯，心慌，形寒汗出，面色晦暗，或腰膝酸软，小便清长，或尿后余沥，或咳则小便自遗。舌淡或黯紫，苔白润，沉细虚数无力，或有结代。

【治法】补肺纳肾，降气平喘。

中药灌肠治疗

【处方】生黄芪15~30g、人参9~15g、杏仁9~15g、茯苓12~18g、白术12~18g、陈皮10~15g、炒葶苈子12~15g、苏子12~15g等。

6. 阳虚水泛证

【症状】喘咳不能平卧，胸满憋气，咳痰清稀，面浮，下肢肿，甚则一身悉肿，腹部胀满，尿少，脘痞，纳差，心悸，怕冷，面唇青紫，舌胖质暗，苔白滑，脉沉细滑或结代。

【治法】温肾健脾，化饮利水。

中药灌肠治疗

【处方】桂枝10~15g、人参9~15g、白术9~15g、猪苓15~30g、茯苓15~30g、车前子12~15g、炒葶苈子12~15g、桑白皮15~30g等。

二、处方经验

研究证实多种中药复方如参麦注射液、益气养血汤、金水六君煎、三子养亲汤等可以通过改善血液循环、抑制炎症反应、改善肺功能、降低肺动脉高压等机制治疗慢阻肺。中药单体如当归、川芎、生地等能改善慢阻肺患者血液循环；黄芩素可降低慢阻肺患者动脉血浆中白三烯水平，改善患者的呼吸功能；黄芩、丹参、麦冬、白茅根、瓜蒌、苦杏仁等有较广的抗菌谱，对多种细菌有抑制作用；丹皮对白色葡萄球菌、伤寒杆菌等有较强抗菌作用，败酱草对绿脓杆菌感染或厌氧菌感染有抑制作用。故可以通过辨证论治用药进行保留灌肠治疗。

若痰热伤阴，口干咽燥，加知母、玄参、芦根等；

若痰热闭肺，腑气不通，加桃核承气汤或大黄、芒硝等；

若胸满气逆，痰黏难咯，加鱼腥草、黄芩、全瓜蒌、浙贝母等；

若血瘀，见发绀明显，唇甲青紫，可加桃仁、红花、丹参、泽兰、地龙、水蛭等；

若心肾阳虚，见气喘息促，四肢厥冷，可加用炮附子、干姜、人参、煅龙骨等；

若痰热扰神，肝风内动，见神志不清，肢体抽搐，加水牛角、全蝎、钩藤、菖蒲、远志等；

若疾病后期，合并呼吸衰竭者，可加黄芩、全瓜蒌、鱼腥草、枳实、厚朴、大黄、芒硝、陈皮、蒲公英、金银花、菖蒲等。

[参考文献]

[1]葛均波，徐永健.内科学[M].北京：人民卫生出版社，2013：524-528.

[2]陈信义，赵进喜.内科常见病规范化诊疗方案[M].北京：北京科学技术出版社，2015：97-106.

[3]赵进喜，李继安.中医内科学实用新教程[M].北京：中国中医药出版社，2018：296-300.

[4]叶思文，吴松山，刘惠芬.桃核承气灌肠液治疗COPD急性加重期30例临床观察[J].现代中医药，2013，33（02）：16-17.

[5]戎军，刘志远，方银.丹黄灌肠方配合西药治疗慢性阻塞性肺疾病23例[J].陕西中医，2009，30（04）：389-390.

[6]卞玉凡，周奎龙.中药对慢性阻塞性肺疾病的作用机理研究[J].云南中医中药杂志，2013，34（04）：64-67.

第八节　呼吸衰竭

呼吸衰竭（respiratory failure）是指各种原因引起的肺通气和（或）换气功能严重障碍，使静息状态下亦不能维持足够的气体交换，导致低氧血症伴（或不伴）高碳酸血症，进而引起一系列病理生理改变和相应临床表现的综合征。可表现为：呼吸困难、烦躁、失眠或嗜睡、昏迷、谵妄、撮空理线，或肢体瞤动、抽搐。但其临床表现缺乏特异性，明确诊断有赖于动脉血气分析：在海平面、静息状态、呼吸空气条件下，动脉血氧分压（PaO_2）<60mmHg，伴或不伴二氧化碳分压（$PaCO_2$）>50mmHg，可诊断为呼吸衰竭。各种病因通过肺通气不足、弥散障碍、通气/血流比例失调、肺内动–静脉解剖分流增加、氧耗量增加五个主要机制，使通气和（或）换气过程发生障碍，导致呼吸衰竭。临床上单一机制引起的呼吸衰竭很少见，往往是多种机制并存或随着病情的发展先后参与发挥作用。低氧血症和高碳酸血症能够影响全身各系统脏器的代谢功能、甚至使组织结构发生变化。在呼吸衰竭的初始阶段，各系统脏器的功能和代谢可发生一系列代偿性反应，以改善组织供氧、调节酸碱平衡、适应内环境的变化。当呼吸衰竭进入严重阶段时，则出现代偿不全，表现为各系统脏器严重的功能和代谢紊乱直至衰竭。

呼吸衰竭属祖国医学"喘证"范畴，作为喘证之急候、重候，甚至可出现"喘昏"、"喘脱"。病机多为肺脏自病而成或他脏及肺，肺脾肾虚，痰瘀内阻，蕴热化燥，阳明腑实等；或本虚，素有痼疾，复感外邪，邪郁肺痹，肺失宣肃，气机升降失常。甚者痰浊、瘀血蒙蔽心神，或肝风内动，热扰心营等。病性多属于虚实夹杂。病位在肺，与脾、肾有关，可影响心、肝。

由于呼吸衰竭患者多需要呼吸支持技术辅助，口服药依从性差，且患者多有胃肠麻痹症状，消化吸收功能障碍，而肺与大肠在生理病理上通过神经、体液、激素等相互关联，且中药灌肠可通过肠道作用于全身，可用于本病治疗。

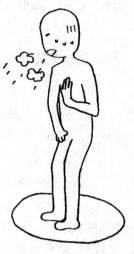

图8-3　呼吸衰竭

一、辨证论治

1. 喘急期

（1）热郁肺闭

【症状】喘咳气涌，息促。鼻翼扇动，胸部胀痛，伴痰多黏稠，色黄或夹有血丝，常有胸中灼热，身热有汗，口渴喜冷饮，面赤，咽干或痛，尿赤，便干，苔黄或黄腻，脉滑数。

【治法】清泻肺热。

中药灌肠治疗

【处方】大黄9~15g、炙麻黄6~12g、杏仁9~12g、瓜蒌15~30g、生石膏15~30g、黄芩9~15g、桑白皮15~30g、知母9~15g、蒲公英9~12g、金银花9~12g等。

（2）气虚血瘀痰阻

【症状】喘促气短，气怯声低，咳嗽痰多，色白黏或呈泡沫状，脘闷纳呆，倦怠乏力，口唇暗淡，舌淡或暗淡，苔黄腻或浊腻，脉滑或细滑。

【治法】益气活血，化痰平喘。

中药灌肠治疗

【处方】生黄芪15~30g、当归12~15g、川芎12~15g、白术12~15g、党参9~12g、茯苓12~15g、桃仁12~15g、杏仁12~15g、陈皮12~15g、制半夏12~15g、地龙9~12g等。

（3）阴虚血瘀痰热

【症状】喘息气促，咳痰量少，色黄质黏不易咯出，口干不欲饮，身热心烦，夜寐不安，或痰中带血，或肌肤甲错，肤见瘀斑，舌紫暗或红绛，脉细数。

【治法】养阴活血，清热化痰。

中药灌肠治疗

【处方】浙贝母10~15g、瓜蒌15~30g、杏仁10~15g、黄芩12~15g、知母12~15g、焦山栀12~15g、丹参12~20g、丹皮12~20g、青黛15~20g、桑白皮12~15g等。

（4）肾虚气逆痰壅

【症状】喘促日久，动则喘甚，呼多吸少，气不得续，喘咳痰多，气急胸闷，苔白腻，脉细弱。

【治法】化痰降逆，温肾纳气。

中药灌肠治疗

【处方】苏子12~15g、橘皮12~15g、制半夏12~15g、当归9~12g、前胡9~12g、厚朴10~15g、沉香6~12g、肉桂4~9g等。

（5）气阴两虚，痰瘀互结

【症状】喘憋心悸，气促胸满，动则尤甚，咳痰量少，质黏难咯，唇甲紫绀，失眠心烦，声低气怯，少气懒言，口干便秘，舌嫩红或淡暗，边有瘀斑，苔少或薄白腻中剥，脉细或细涩。

【治法】益气养阴，活血化瘀。

中药灌肠治疗

【处方】生黄芪15~30g、知母12~15g、人参9~12g、沙参9~15g、玄参9~15g、丹参15~30g、麦冬10~15g、五味子10~15g、浙贝母10~15g等。

2. 喘昏期

（1）痰热阻窍

【症状】咳逆喘促，咳痰色黄或白，黏稠难咯，胸闷烦躁，口渴，神志恍惚，谵妄，烦躁不安，甚则神昏，舌质绛，苔黄或黄腻，脉数或滑数。

【治法】清热化痰开窍。

中药灌肠治疗

【处方】桑白皮12~15g、苏子9~15g、浙贝母9~15g、瓜蒌15~30g、山栀12~15g、黄芩10~15g、制半夏9~12g、胆南星9~15g、大黄9~15g、枳实9~15g、鱼腥草12~30g等。

（2）痰浊蒙窍

【症状】咳逆喘促，甚则嗜睡昏迷，或肢体抽搐，苔白腻或腻而润，舌质暗红或淡紫，脉滑数。

【治法】涤痰开窍，熄风泻热。

中药灌肠治疗

【处方】菖蒲12~15g、郁金12~15g、陈皮12~15g、茯苓12~15g、枳壳12~15g、钩藤9~15g、制半夏12~15g、胆南星9~15g、大黄9~15g等。

（3）热扰心营

【症状】咳嗽气急，痰少质黏，心烦不寐，心悸不安，身热口干，神志恍惚，谵妄，烦躁不安，甚则嗜睡昏迷，舌红绛，苔薄黄，脉细数。

【治法】滋阴清热，开窍醒神。

中药灌肠治疗

【处方】水牛角15~30g、生地黄15~30g、赤芍15~30g、玄参12~15g、丹皮15~30g、连翘12~18g、菖蒲12~15g、郁金12~15g、大黄9~15g、枳实9~15g等。

3. 喘脱期

（1）气阴将竭

【症状】喘剧汗出粘手，烦躁颧红，舌红，脉细数或结代。

【治法】益气敛阴，纳气归肾。

中药灌肠治疗

【处方】西洋参15~30g、麦冬10~15g、五味子10~15g、党参15~30g、紫石英15~30g、山萸肉12~15g、海蛤壳10~15g等。

（2）心肾阳衰

【症状】喘剧心慌，烦躁不安，面青舌紫，汗出淋漓，肢冷，脉浮大无根或歇止时出。

【治法】扶阳固脱，潜镇纳气。

中药灌肠治疗

【处方】人参9~15g、炮附片6~12g、生龙骨15~30g、生牡蛎15~30g、丹参15~30g、五味子9~15g、苏子9~15g、炒葶苈子12~15g、桑白皮15~30g、车前子12~15g、肉桂6~9g等。

二、处方经验

呼吸衰竭患者临床表现主要有呼吸困难、神经系统症状和循环系统症状，常因感染诱发加重。治疗原则以增加患者通气、保持气道通畅、减少渗出、控制感染等为主。研究表明，大黄能够快速纠正患者低氧血症，同时提高患者肠道屏障功能，大黄素可作用于肠腔平滑肌，使其兴奋，进而刺激肠道蠕动，加快粪便排出，亦可作用于多种细菌，抑制细菌的繁殖，抑制血液内炎症介质形成，减少毒素在肠道的吸收，抑制多器官衰竭过程，也可增加肠道黏膜毛细血管的血流灌注，缓解胃肠道低氧症状；厚朴能增加胃肠蠕动，改善胃肠功能，促进胃排空，通过减轻腹胀症状，改善机械通气时肺动态顺应性，提高机械通气效果，改善血气指标，降低并发症发生概率；芒硝提取物能降低肺血管通透性，促进肺泡上皮增生，改善肺泡通气/血流比值、呼吸水肿等多种作用，从而保护肺泡上皮，减轻肺损伤；桑白皮作用广泛，可抑菌、抗炎、抗病毒及镇咳、化痰；瓜蒌可抑菌、祛痰止咳及增强免疫功能；蒲公英、金银花清热解毒，具有广谱抗菌、抗炎作用；厚朴可抑菌、消炎，同时还能使肌肉松弛和神经抑制；在急性呼吸衰竭发作期间葶苈子有效成分可缓解肺部组织进一步损伤，减轻局部炎性反应。故本病可以以承气汤为基本方进行保留灌肠。

[参考文献]

[1]葛均波，徐永健.内科学［M］.北京：人民卫生出版社，2013：524-528.

[2]陈信义，赵进喜.内科常见病规范化诊疗方案［M］.北京：北京科学技术出版社，2015：97-106.

[3]赵进喜，李继安.中医内科学实用新教程［M］.北京：中国中医药出版社，2018：296-300.

［4］戴万亨. 中西医临床内科学［M］. 北京：中国医药科技出版社，2003：191-197.

［5］武维屏. 武维屏学术思想及临床经验集［M］. 北京：中国中医药出版社，2014：75-79.

［6］熊雪芳，顾亮. 清肺泄下汤保留灌肠联合无创正压通气治疗COPD急性加重呼吸衰竭的临床疗效观察［J］. 中国中医药科技，2017，24（03）：313-314.

［7］李光文. 大承气汤灌肠联合机械通气对COPD合并呼吸衰竭患者血气分析及降钙素原的影响［J］. 中医药临床杂志，2019，31（10）：1932-1934.

第九节 肺 癌

原发性支气管肺癌（primary bronchogenic carcinoma），简称肺癌（lung cancer），为起源于支气管黏膜或腺体的恶性肿瘤。典型患者早期表现为刺激性干咳或痰中带血；有5%~15%的患者无典型症状，仅在常规检查和胸部影像学检查中发现；晚期患者除有呼吸道症状外，还可见明显消瘦、发热和癌细胞增殖引起的压迫症状或癌细胞转移引起的肺外表现等。肺癌发病率为肿瘤的首位，并由于早期诊断不足致使预后差。虽然本病的病因和发病机制尚未明确，但通常认为与吸烟、职业致癌因子、空气污染、电离辐射、饮食与营养、遗传和基因改变，以及肺结核等其他诱发因素等有关。

肺癌相当于祖国医学的"肺积""息贲"等病证范畴。病机主要是由于正气虚弱，脏腑气血阴阳失调，导致邪毒内侵，肺失治节，宣降失司，气机不利，血行不畅，为痰为饮，瘀阻络脉，日久形成肺部积块。主病位在肺，与肝、脾、肾关系密切，晚期可兼及他脏。正虚为本，因虚致实，虚以阴虚、气阴两虚多见，实则不外乎气滞、血瘀、痰凝、毒聚之病理变化。

肺与大肠相表里，可以上病下治；且中药汤剂可以经直肠静脉丛或经中、下直肠静脉直接吸收入血，进入下腔静脉，从而进入体循环，通过"肠-肝-肺"轴发挥治疗作用，既避免了胃肠消化酶的破坏作用，又避免了肝脏的首过消除效应，可最大限度地发挥药物的疗效，所以中药灌肠可用于本病。

一、辨证论治

1. 标实证

（1）气血瘀滞证

【症状】咳嗽不畅，胸闷气憋，胸痛有定处，如锥如刺，或痰血暗红，口唇紫暗，舌质暗或有瘀斑，苔薄，脉细弦或细涩。

【治法】活血散瘀，行气化滞。

中药灌肠治疗

【处方】桃仁9~12g、红花9~12g、当归12~15g、川芎12~15g、赤芍15~30g、川牛膝15~30g、全蝎6~10g、水蛭6~10g、连翘12~15g、枳实12~18g、半枝莲15~30g、白花蛇舌草15~30g、龙葵10~15g等。

（2）痰湿蕴肺证

【症状】咳嗽，咯痰，气憋，痰质稠黏，色白，或黄白相兼，胸闷胸痛，纳呆便溏，神疲乏力，舌质淡，苔白腻，脉滑。

【治法】行气祛痰，健脾燥湿。

中药灌肠治疗

【处方】陈皮10~15g、制半夏12~15g、茯苓12~18g、白术12~18g、苍术12~18g、瓜蒌15~30g、龙葵10~15g、土茯苓15~30g、薏苡仁15~30g、败酱草10~15g、苏子10~15g、炒莱菔子10~15g等。

2. 本虚证

（1）肺阴亏虚证

【症状】咳嗽无痰或少痰，或痰中带血，甚则咯血不止，胸痛，心烦寐差，低热盗汗，或热势壮盛，久稽不退，口渴，大便干结，舌质红，舌苔黄，脉细数或滑数。

【治法】养阴清热，解毒散结。

中药灌肠治疗

【处方】沙参10~15g、麦冬10~15g、芦根12~15g、桃仁10~15g、杏仁10~15g、桔梗6~10g、浙贝母12~15g、半枝莲15~30g、白花蛇舌草15~30g、龙葵10~15g等。

（2）气阴两虚证

【症状】咳嗽痰少，或痰稀而黏，咳声低弱，气短喘促，神疲乏力，面色㿠白，形瘦恶风，自汗或盗汗，口干少饮，舌质红或淡，脉细弱。

【治法】益气养阴。

中药灌肠治疗

【处方】黄芪15~30g、人参9~12g、五味子10~15g、沙参10~15g、麦冬10~15g、陈皮10~15g、制半夏12~15g、茯苓12~18g、白术12~18g、仙鹤草15~30g、半枝莲15~30g、白花蛇舌草15~30g等。

二、处方经验

对于肺癌患者，常根据患者的免疫功能、肿瘤部位、病理类型和异质性、基因表达及受体情况及发展趋向合理制定方案以提高治愈率，提高患者生活质量。目前肺癌患者的治疗仍以手术治疗、放射治疗和化学治疗为主。但中医药对于肺癌患者以及术后和放化疗后的患者仍有临床疗效。而晚期肺癌患者常因放化疗出现呕心呕吐，服药困难的消化道反应，但因直肠系统静脉丰富，中药通过直肠给药方式吸收后也可作用于全身，可以通过辨证进行中药灌肠辅助治疗本病。

术后便秘甚至肠梗阻者，可加药大黄、芒硝、厚朴、枳实、木香、桃仁等；

放化疗后，恶心呕吐者，可加陈皮、制半夏、白术、佛手、竹茹、苏梗、炒莱菔子、炒神曲、炒麦芽等；

疾病后期或放化疗后，肺部感染者，可加芦根、鱼腥草、大青叶、连翘、桔梗、黄芩、苦杏仁、金银花、生石膏、川贝母、枳实、大黄等；

疾病后期出现胸痛咳血者，可加莪术、侧柏叶、仙鹤草、白茅根、藕节、白及、黄芩等；

疾病后期气虚水停，见颜面水肿青紫者，加葶苈子、猪苓、茯苓、丹参、龙葵、泽漆、车前子、泽兰等。

[参考文献]

[1] 葛均波，徐永健. 内科学 [M]. 北京：人民卫生出版社，2013：524-528.

[2] 陈信义，赵进喜. 内科常见病规范化诊疗方案 [M]. 北京：北京科学技术出版社，2015：97-106.

[3] 赵进喜，李继安. 中医内科学实用新教程 [M]. 北京：中国中医药出版社，2018：296-300.

[4] 戴丽婷. 厚朴排气合剂灌肠辅助西药治疗非小细胞肺癌术后便秘的临床及护理分析 [J]. 中国中医药现代远程教育，2020，18（01）：58-60.

[5] 李素霞，杨志敏，张维霞. 舒肺散煎液灌肠辅助治疗晚期肺癌肺部感染80例临床护理 [J]. 光明中医，2012，27（10）：2111-2112.

第十节　慢性肾小球肾炎

慢性肾小球肾炎（chronic glomerulonephritis）简称慢性肾炎，是指以蛋白尿、血尿、水肿及高血压为基本临床表现，起病方式各有不同，病情迁延，病变缓慢进展，可有不同程度的肾功能减退，最终将发展为慢性肾衰竭的一组肾小球病。由于其病理类型及病期不同，疾病表现呈多样化。该类疾病的病因、病机和病理类型不尽相同，但起始因素多为免疫介导的炎症。导致病程慢性化的机制除免疫因素外，非免疫非炎症因素占有重要作用。

根据慢性肾炎的临床表现，该病属于祖国医学"肾风""水肿""虚劳""腰痛"等范畴。其发病与体质因素、饮食起居失宜、七情失调，年高劳倦和外感风、湿、热等因素相关。风邪挟湿或湿热之邪内陷，肺肾同病；肺、脾、肾三脏虚损，气化功能失调；久病入络，肾络瘀痹，水湿、湿热与瘀血等邪毒瘀滞伤肾是其主要病机。本病前期表现为正气不足，风挟湿或湿热之邪侵袭，肾络瘀痹；后期正气虚衰，络痹成积，溺毒内聚，气机逆乱，则出现慢性肾衰。病位在肺、脾、肾，兼及肝、心与三焦等脏腑。病性多本虚标实。

直肠系统静脉丰富，中药灌肠不仅可加速药物的吸收，还能减轻肾损伤，改善炎症反应，可用于本病治疗。

一、辨证论治

1. 本虚证

（1）脾肾气阳两虚

【症状】神疲乏力，四肢沉重，腰膝酸软，畏寒肢冷，得暖则舒，多有水肿，甚则眩晕，纳少便溏，尿多浊沫，面色白，容易感冒。舌质偏暗，苔薄白，脉两寸尺弱。

【治法】益气健脾，补肾利水。

中药灌肠治疗

【处方】生黄芪9~20g、人参9~12g、白术10~15g、仙灵脾10~15g、大黄9~15g、丹参9~15g、茯苓15~30g、猪苓15~30g、车前子12~15g等。

（2）肝肾气阴两虚

【症状】眩晕耳鸣，急躁易怒，五心烦热，腰膝酸痛，动则加重，口干咽燥，尿多浊沫，尿血，大便秘结，肌肉瞤动，舌瘦红，有裂纹，苔黄，脉弦细偏数。

【治法】益气养阴。

中药灌肠治疗

【处方】生黄芪9~20g、人参9~12g、大黄9~15g、丹参9~15g、生地12~20g、白术10~15g、知母10~15g、生牡蛎15~30g等。

（3）肾阴阳俱虚

【症状】腰膝酸软，畏寒怕热，形寒肢冷，五心烦热，时有水肿，尿浊不清，有时尿血。大便时干时溏，舌暗红，苔黄白相兼，脉细弱。

【治法】阴阳双补。

中药灌肠治疗

【处方】大黄9~15g、丹参9~15g、茯苓15~30g、猪苓15~30g、桂枝12~18g、泽泻15g、炮附子6~10g、知母10~15g、生地12~15g等。

2. 标实证

（1）风湿证

【症状】尿有泡沫和（或）血尿，水肿，腰困疼痛，肌肉酸楚，皮肤湿疹或瘙痒，恶风，舌苔薄腻，脉细滑或弦。

【治法】祛风胜湿。

中药灌肠治疗

【处方】大黄10~15g、丹参6~18g、金银花6~15g、茯苓12~18g、柴胡10~15g、白茅根9~12g等。

（2）湿热证

【症状】头晕沉重，脘腹痞胀，肢体困重，口中黏腻，大便不爽，小便黄赤，舌体胖大，舌质偏红，苔黄腻，脉滑数或弦滑。

【治法】清热化湿。

中药灌肠治疗

【处方】大黄9~20g、丹参10~20g、赤芍10~20g、生地12~30g、紫花地丁9~15g、黄柏10~20g、土茯苓15~30g、石苇15~30g等。

（3）热毒证

【症状】皮肤灼热发斑，咽喉肿痛或溃烂，皮肤疮毒，尿赤涩灼痛，口干口苦，舌红赤苔黄，脉弦数。

【治法】清热解毒。

中药灌肠治疗

【处方】大黄12~15g、丹参10~20g、青黛10~15g、六月雪10~15g、蒲公英10~15g、金银花10~15g、连翘10~20g、黄连6~15g等。

（4）血瘀证

【症状】腰痛固定或刺痛，肌肤甲错或肢体麻木，面色黧黑，眼圈发暗，脱发，月经紫黯有块，舌有瘀斑或紫黯，脉象沉涩。

【治法】活血化瘀。

中药灌肠治疗

【处方】大黄9~15g、丹参10~20g、益母草10~20g、桃仁10~15g、红花10~15g、

川芎10~20g、当归10~15g等。

（5）气滞证

【症状】情志抑郁，胸胁苦满，或脘腹胀满，嗳气，善太息，口苦咽干，脉弦等。

【治法】疏肝理气。

中药灌肠治疗

【处方】柴胡15~30g、赤芍15~30g、枳壳12~18g、郁金10~15g、大黄9~15g、丹参10~20g等。

（6）痰饮证

【症状】痰浊为主者：形体肥胖，胸脘满闷，或呕吐痰涎，或咳嗽有痰，肢体麻木，大便黏滞，舌胖苔腻，脉滑等；水饮为主者：背部发冷，咳逆倚息，或胸膺饱满，咳嗽引痛，或心下痞坚，肠中有水声，舌苔水滑，脉沉弦或滑。

【治法】祛痰化饮。

中药灌肠治疗

【处方】茯苓15~30g、猪苓15~30g、桂枝12~18g、泽泻15g、白术15~20g、大黄9~15g、丹参10~20g等。

（7）湿浊证

【症状】呕恶纳呆，口腻味秽，神识呆钝，或烦闷不宁，皮肤瘙痒，皮下紫癜或孔窍出血，舌苔污浊，脉沉缓。

【治法】化湿泄浊。

中药灌肠治疗

【处方】猪苓15~30g、茯苓15~30g、苍术15~20g、大黄9~15g、丹参10~20g、六月雪15~30g、生牡蛎15~30g等。

二、处方经验

现代研究证实，中药及中药复方可以通过抗炎、抗氧化、调节免疫、改善血流动力学等多种机制治疗慢性肾小球肾炎。如大黄中大黄蒽醌类化合物能够明显抑制肾小球系膜细胞增殖，减少系膜外基质的合成和蓄积，抑制肾小管上皮细胞的过度生长，可防治肾小球硬化和肾小管-间质纤维化；丹参可以增强肾小球滤过率，降低血肌酐、尿素氮，延缓肾功能的衰竭；黄芪具有利尿消肿、改善蛋白质代谢、改善脂质代谢、调节机体免疫功能、改善血液流变学异常变化、减轻氧自由基损伤、抑制炎症因子，减少纤维生成；黄芪、当归合用能明显减轻肾小管-间质损伤及间质纤维化形成；白茅根可促进凝血酶生成，缓解肾小球血管痉挛，从而使肾血流量及肾小球滤过率增加而利尿，并改善肾缺血，减少肾素，使血压降低等。故中药灌肠可通过辨证用药用于本病的治疗。

若水肿明显，加猪苓、茯苓、泽泻、白术等；

若血尿明显，五心烦热者，可加藕节、白及、白茅根、白花蛇舌草、半枝莲、丹皮等；

若热毒明显，见烦热尿赤者，可加黄芩、六月雪、白花蛇舌草、半枝莲等；

若湿热明显，见口黏，便黏，面赤尿黄，舌苔黄腻者，可加芒硝、车前子、水牛角、萹蓄、土茯苓、槐花等；

若咽痛明显，咽干口燥者，加板蓝根、桔梗、金银花、连翘等；

若阴虚，血压高者，可加生地、玄参、牛膝、知母、黄柏、黄芩等。

[参考文献]

［1］葛均波，徐永健. 内科学［M］. 北京：人民卫生出版社，2013：524-528.

［2］陈信义，赵进喜. 内科常见病规范化诊疗方案［M］. 北京：北京科学技术出版社，2015：97-106.

［3］赵进喜，李继安. 中医内科学实用新教程［M］. 北京：中国中医药出版社，2018：296-300.

［4］黄文政. 肾脏病中医药现代研究的若干进展［J］. 中国中西医结合肾病杂志，2003（08）：487-490.

［5］张亚楠，饶克瑯，皮鹰，等. 中药灌肠方对慢性肾脏病3-5期患者微炎症状态的影响研究［J］. 广州中医药大学学报，2020，37（09）：1645-1650.

［6］曾玉群. 大黄及其活性物质灌肠对慢性肾脏病模型大鼠作用的分子机制［D］. 广州中医药大学，2017.

［7］张若芬，MT. Louis. Ng. 大黄丹参汤为主灌肠治疗小儿急性肾炎的临床探讨［J］. 吉林中医药，2001（03）：28-29.

第十一节　尿路感染

尿路感染（urinary tract infection，UTI）简称尿感，是指各种病原微生物在尿路中生长、繁殖而引起的炎症性疾病，临床一般表现以发热、腰痛、尿频、尿急、尿痛、尿热为主。多见于育龄期妇女、老年人、免疫力低下及尿路畸形者。根据感染发生部位可分为上尿路感染和下尿路感染，前者包括肾盂肾炎和输尿管炎，后者包括膀胱炎和尿道炎。根据有无尿路异常又分为复杂性尿感和非复杂性尿感。病原微生物感染是本病发病的主要原因。

《诸病源候论》"诸淋者，肾虚而膀胱热故也"，淋证是指小便频数短涩，滴沥刺痛，欲出未尽，小腹拘急，或痛引腰腹、腰痛、发热或不发热的病证，以尿道不利，排尿不畅为主要临床表现的一类疾病，故尿道感染归属于中医"淋证"病症范畴。有急、慢性之分及虚、实之分。急性期的主要病机为邪热客于膀胱，水道不通，或湿热蕴蓄肝胆、阳明经热盛、膀胱湿热蕴蓄，气化失司，灼伤脉络。慢性期淋证（亦称劳淋）病史较长、反复发作或兼有尿频、尿痛、尿道灼热、尿有余沥、腰痛、乏力等为主要表现的疾病。慢性期的主要病机是脾肾亏虚，热邪内侵。久治不愈，热邪留恋不解外，脾肾亏虚可累及肝，则逐渐出现气郁、血瘀、痰饮等病理产物。急性期其病位在肾、脾、膀胱，若反复发作、迁延不愈，转为慢性，常涉及肝、脾脏。病性多属本虚标实，虚实夹杂。

中药灌肠不仅可作用于局部，还能通过肠道丰富的静脉系统作用于全身，且研究证明，很多中药具有调节免疫、抑菌等作用，所以中药灌肠适用于本病的治疗。

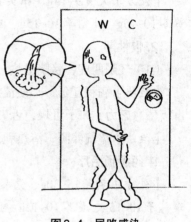

图8-4 尿路感染

一、辨证论治

1.急性期

（1）膀胱湿热

【症状】小便频数，点滴而下，尿道灼热刺痛，急迫不爽，尿色黄赤，或见发热，舌质红，舌苔白，脉弦数或滑数。

【治法】清热利湿通淋。

中药灌肠治疗

【处方】石韦10~15g、车前子10~15g、大黄9~12g、滑石10~15g、萹蓄10~15g、蒲公英15~20g、白花蛇舌草15~30g等。

（2）肝胆郁热，膀胱湿热

【症状】尿频尿急，滞涩灼痛，尿色黄赤，烦躁易怒，口苦咽干，腰痛、少腹胀满或胁肋疼痛，寒热往来，舌红苔黄或黄腻，脉弦数。

【治法】清肝利胆，通调水道。

中药灌肠治疗

【处方】龙胆草10~15g、山栀12~15g、车前子10~15g、黄芩10~15g、生地15~25g、泽泻10~15g、萹蓄10~15g、白花蛇舌草15~30g等。

（3）阳明腑实，膀胱湿热

【症状】小便涩痛，尿色黄赤，五心烦热，或潮热，大便秘结，舌质红，脉数滑。

【治法】泄热通腑，利水通淋。

中药灌肠治疗

【处方】大黄9~15g、枳实10~15g、厚朴10~15g、萹蓄10~15g、石韦10~15g、黄芩10~15g、车前草10~15g、鱼腥草10~20g等。

2. 慢性期

（1）气阴两虚，膀胱湿热

【症状】病程迁延，小便涩痛频急较轻，尿有余沥，遇感冒、劳累、房事等加重，倦怠乏力，口干舌燥，舌尖红，舌苔薄白少津，脉沉弱。

【治法】益气养阴，清热利湿解毒。

中药灌肠治疗

【处方】黄芪15~30g、党参10~15g、莲子10~15g、茯苓10~15g、麦冬10~15g、车前子10~15g、黄芩10~12g、蒲公英15~30g、白花蛇舌草15~30g等。

（2）脾肾阳虚，膀胱湿热

【症状】病程迁延，小便频数，尿道涩痛或不适，腰痛膝冷，畏寒、纳差、男子阴囊湿冷，女子白带量多清稀，尿色黄，舌苔白，脉沉。

【治法】温补肾阳，清热利湿解毒。

中药灌肠治疗

【处方】附子6~12g、肉桂4~10g、茯苓10~15g、炒白术10~15g、蒲公英15~30g、白花蛇舌草15~30g、黄芩6~12g等。

（3）肾阴不足，膀胱湿热

【症状】病程迁延，小便涩痛，灼热不甚，尿急尿频，腰酸痛，五心烦热，口干咽干，舌红无苔或少苔，脉细数或虚数。

【治法】滋补肾阴，清热利湿。

中药灌肠治疗

【处方】知母10~15g、黄柏10~12g、生地12~20g、玄参10~15g、萹蓄10~15g、石韦10~15g、山萸肉10~15g、丹皮10~15g、革薢10~15g、补骨脂6~12g等。

（4）脾肾阴阳两虚，膀胱湿热

【症状】病程迁延，尿频尿急，尿道不适，尿色黄，腰酸痛，两腿软，全身乏力，舌质淡，脉沉。

【治法】补肾滋阴助阳，清利湿热。

中药灌肠治疗

【处方】熟地15~30g、山萸肉12~20g、山药12~20g、附子6~10g、白花蛇舌草15~30g、蒲公英15~30g、金银花15~30g、车前子10~15g、萹蓄10~15g、石韦10~15g等。

二、处方经验

现代研究证实，大黄所含的芦荟大黄素、大黄素、大黄酸对多种病原菌有抑制作用；黄芩所含的黄芩素、汉黄芩苷元对多种革兰阴性菌、阳性菌及真菌具有抑制作用；红藤对金黄色葡萄球菌、大肠杆菌、绿脓杆菌有极高敏感的抑菌作用；败酱草含白花败酱草苷，能抗葡萄球菌，明显抑制内毒素活性，对内毒素刺激巨噬细胞分泌IL-6均有明显的抑制作用；白花蛇舌草有抗金葡菌、痢疾杆菌作用，能增强网状内皮系统吞噬功能，提高免疫力；土茯苓有杀死梅毒螺旋体作用；莪术有抗炎、抗菌，提高免疫力的作用；而具有补益作用的黄芪、党参、白术等又可调节免疫。故可结合辨证，用中药灌肠治疗本病。

若尿血，尿热尿痛者，可加藕节、小蓟、蒲黄、白及、白茅根、丹皮、滑石等；

若尿路感染反复发作，经久不愈，遇劳即发，可加生黄芪、白术、党参、山药、茯苓、泽泻、赤石脂等；

若妇女绝经前后出现反复尿路感染，可加女贞子、旱莲草、仙茅、仙灵脾、当归、知母、黄柏、蒲公英、地丁等；

若后期湿浊邪毒明显，见皮肤瘙痒、大便不畅，可加大黄、苏叶、虎杖、金钱草、车前子、六月雪等；

若出现尿源性脓毒症，出现高热口干，烦躁谵语，甚则神昏谵妄，可加水牛角、六月雪、生地、石膏、知母、菖蒲、郁金、大黄、枳实等。

[参考文献]

[1]葛均波，徐永健.内科学[M].北京：人民卫生出版社，2013：524-528.

[2]陈信义，赵进喜.内科常见病规范化诊疗方案[M].北京：北京科学技术

出版社，2015：97–106.

[3] 赵进喜，李继安. 中医内科学实用新教程 [M]. 北京：中国中医药出版社，2018：296–300.

[4] 陈敏，王怡. 中医药对慢性尿路感染的研究进展 [J]. 长春中医药大学学报，2007（06）：112–113.

[5] 朱成英. 红藤汤灌肠治疗尿路感染合并盆腔炎45例 [J]. 江苏中医药，2003（03）：23–24.

[6] 张永红，仝允辉，韩苗云. 中药治疗尿路感染进展 [J]. 河南中医，1993，13（06）：290–293.

第十二节　慢性肾功能衰竭

慢性肾功能衰竭（chronic renal failure，CRF）是各种慢性肾脏病持续进展的共同结局，主要代表慢性肾脏病中GFR下降至失代偿期的那一部分群体，主要指慢性肾脏病4~5期，是以代谢产物潴留，水、电解质及酸碱代谢失衡和全身各系统症状为表现的一种临床综合征，可见乏力、腰酸、夜尿增多、食欲减退、代谢性酸中毒以及贫血等症状，甚至可出现急性左心衰竭、严重高钾血症、消化道出血、中枢神经系统障碍等，严重者可有生命危险。该病的西医病机尚未完全阐明，目前认为可能与肾单位高滤过、肾单位高代谢、肾组织上皮细胞表型转化的作用、细胞因子和生长因子的作用以及细胞凋亡等因素有关。

《伤寒论》曰："关则不得小便，格则吐逆。"根据该病出现的恶心、呕吐、少尿等主要临床表现，本病属于祖国医学的"溺毒""虚劳""关格"等范畴。病机为慢性肾脏疾病或多种慢性疾病发展到晚期损害肾脏，肾体劳衰，肾用失司，水湿浊毒内停，累及五脏，耗伤气血，以乏力、纳差、厌食、恶心、呕吐、少尿、眩晕等为其主要临床表现，其病变部位主要在肾，累及心、肝、脾。

中药灌肠不仅可通过肠道作用于全身，也能通过胃肠道清除尿素氮、肌酐等"毒性物质"，所以中药灌肠非常适用于本病。

一、辨证论治

1. 气阴虚损，血瘀湿浊

【症状】乏力体倦，咽干口渴，恶心呕吐，面色苍黄无华，或头晕眼花，腰膝酸软，五心烦热，心烦失眠，夜尿频多，或眼睑、肢体浮肿，小便黄赤，或有尿血，大便偏干，舌暗略红，舌苔薄腻偏黄，脉细或细数。

【治法】益气养阴，活血化瘀，泄浊解毒。

中药灌肠治疗

【处方】大黄15~30g、蒲公英20~30g、丹参20~30g、地榆炭20~30g、六月雪30~50g、槐花15~30g、益母草30g。

【制用法】浓煎至200ml，保留灌肠，每日1~2次，以排便2~3次为宜，每周可灌肠5日，休2日。

2. 阳气虚衰，血瘀湿浊

【症状】乏力体倦，恶心呕吐，或呕吐清水，颜面虚浮，面色苍白，或黧黑，或萎黄，腰膝酸冷，畏寒肢冷，神疲多睡，夜尿频多，小便色白，或水肿尿少，大便偏稀，舌体胖大，有齿痕，舌质暗淡，舌苔白腻，脉沉细。

【治法】益气温阳，化瘀散结，和胃泄浊。

中药灌肠治疗

【处方】生黄芪18~30g、大黄15~30g、蒲公英20~30g、丹参20~30g、地榆炭20~30g、煅牡蛎20~30g、炮附子10~15g、干姜10~12g、桂枝10~15g等。

【制用法】浓煎至200ml，保留灌肠，每日1~2次，以排便2~3次为宜，每周可灌肠5日，休2日。

3. 气血阴阳俱虚，血瘀湿浊

【症状】小便量少，甚至无尿，恶心呕吐，面白唇暗，腰膝冷痛，易寒易热，四肢厥冷，舌蜷缩，淡胖，苔白腻，脉沉细或脉沉细数。

【治法】滋阴助阳，和胃降浊。

中药灌肠治疗

【处方】生黄芪18~30g、党参15~30g、当归12~15g、大黄15~30g、蒲公英20~30g、丹参20~30g、地榆炭20~30g、煅牡蛎20~30g、炮附子10~15g等。

【制用法】浓煎至200ml，保留灌肠，每日1~2次，以排便2~3次为宜，每周可灌肠5日，休2日。

二、处方经验

以大黄为主的中药灌肠治疗对此病有较好的疗效。现代研究证实大黄可清除尿毒症毒素，降低血中肌酐和尿素氮，延缓肾损害进展；煅牡蛎在体外对尿素氮、肌酐具有吸附作用；蒲公英及黄芪等具有抗菌、抑菌作用，可改善肠道微生态，从而减少肠源性毒素的生成；丹参可以增强肾小球滤过率，降低血肌酐、尿素氮，延缓肾功能的衰竭等。故可以以大黄15~30g、蒲公英15~30g、丹参20~30g、地榆炭15~30g、煅牡蛎20~30g为基本方进行保留灌肠，以清热泄浊，活血解毒。

若气虚，见少气懒言，乏力神疲者，可加党参、炙黄芪等；

若阴虚，见咽干口燥，五心烦热者，可加玄参、龟板、知母、黄柏等；

若血虚，见头晕，面色苍白者，可加当归、熟地等；

若阳虚，腹部畏寒者，可加用炮附子、干姜等；

若心阳欲脱，见气喘息促，四肢厥冷，冷汗淋漓者，可加人参、煅龙骨等；

若热毒明显，见烦热尿赤者，可加黄芩、六月雪、白花蛇舌草等；

若湿热明显，见口黏，便黏，面赤尿黄，舌苔黄腻者，可加芒硝、车前子、水牛角、萹蓄、土茯苓、槐花等；

若湿热壅滞胃肠，症见口臭、腹胀、呕吐者，可加生石膏、枳实、枳壳、牡丹皮、土茯苓、黄连、六月雪、萹蓄等；

若血瘀，见面唇紫暗，舌暗有瘀斑，舌下络脉迂曲者，可加丹参、红花、赤芍、益母草、水蛭等；

若出现尿毒症脑病脑压高，见面赤气粗，脉弦或数或滑，舌红苔黄者，加泽泻、水牛角、川牛膝、车前子等。

[参考文献]

［1］葛均波，徐永健．内科学［M］．北京：人民卫生出版社，2013：524-528.

［2］陈信义，赵进喜．内科常见病规范化诊疗方案［M］．北京：北京科学技术出版社，2015：97-106.

［3］赵进喜，李继安．中医内科学实用新教程［M］．北京：中国中医药出版社，2018：296-300.

［4］李涛，杨海俊，王保和．中药保留灌肠治疗慢性肾衰竭的研究现状［J］．四川中医，2012，30（03）：52-55.

［5］王素芹，严晓枫，严冰．严冰应用中药辨证保留灌肠联合结肠透析治疗慢性肾衰竭经验［J］．中医临床研究，2019，11（08）：68-69.

［6］李伟，崔渊博，杨小敏．中药灌肠疗法治疗慢性肾功能衰竭［J］．航空航天医学杂志，2014，25（02）：241-242.

［7］冯青，万毅刚，蒋春明，等．中药延缓慢性肾功能衰竭进展的机制和效果［J］．中国中药杂志，2011，36（09）：1122-1128.

［8］王颖，童延清．中药灌肠治疗慢性肾功能衰竭的研究进展［J］．中医药学刊，2005（08）：1460-1461.